国家社会科学基金重大项目"戒断药物依赖人群的健康教育模式及体育运动干预机制研究"（项目编号：17ZDA330）

运动戒毒康复标准诠释的理论与应用

周成林　著

东北大学出版社

·沈　阳·

图书在版编目（CIP）数据

运动戒毒康复标准诠释的理论与应用 ／ 周成林著
. — 沈阳：东北大学出版社，2020.7
　ISBN　978-7-5517-2479-1

　Ⅰ.①运…　Ⅱ.①周…　Ⅲ.①运动疗法－应用－戒毒－研究　Ⅳ.①R163.4

中国版本图书馆 CIP 数据核字（2020）第 139405 号

出　版　者：东北大学出版社
　　　　　　地址：沈阳市和平区文化路三号巷 11 号
　　　　　　邮编：110819
　　　　　　电话：024-83683655（总编室）　83687331（营销部）
　　　　　　传真：024-83687332（总编室）　83680180（营销部）
　　　　　　网址：http://www.neupress.com
　　　　　　E-mail：neuph@neupress.com
印　刷　者：沈阳中科印刷有限责任公司
发　行　者：东北大学出版社
幅面尺寸：140 mm×203 mm
印　　张：4.625
字　　数：112 千字
出版时间：2020 年 7 月第 1 版
印刷时间：2020 年 7 月第 1 次印刷
策划编辑：孟　颖
责任编辑：郎　坤　　　　　　　　　责任校对：子　敏
封面设计：潘正一　　　　　　　　　责任出版：唐敏志

ISBN　978-7-5517-2479-1　　　　　定　价：69.00 元

前　言

药物依赖已成为世界主要的公共健康问题之一，不仅能引发各种生理疾病（如糖尿病和 HIV 感染），而且会增加犯罪风险，对社会、家庭和个人造成巨大危害。在我国，药物依赖也是一个严重的社会问题。《2019 年中国毒品形势报告》中统计显示，我国现有吸毒人员 214.8 万名，其中新发现依赖者 22.3 万名，虽然我国减少毒品需求工作成效明显，但滥用人数规模依然较大，治理巩固难度加大。吸毒一直是社会高度关注的问题，复吸率过高也是戒毒工作中的一大难题。我国戒毒工作 20 年的历史证明，强制戒毒后重新回到社会的已戒毒人员仍有着极高的复吸率，两次甚至多次回到强制戒毒所的比例高达 80% 以上。我国的药物戒断工作常陷入"戒毒—复吸—戒毒"的恶性循环之中。因此，要使我国的戒毒工作取得良好的效果，除了打击吸毒犯罪等违法行为，更应提高戒毒的有效性，控制并降低高发的复吸现象。有效的体育健康教育和运动锻炼指导，是促进个体身心合一的最佳载体，是实现"强健其体魄，文明其精神"的有效形式，也是提高药物戒断康复率，降低复吸率的有效途径。

2017年12月，以周成林为首席专家的国家社会科学基金重大项目"戒断药物依赖人群的健康教育模式及体育运动干预机制研究"（项目编号：17ZDA330）获批立项。2018年3月，浙江省戒毒管理局与上海体育学院合作建立了国内首家运动戒毒研究中心——浙江省运动戒毒研究中心，该中心联合了浙江省十里坪强制隔离戒毒所和浙江省莫干山女子强制隔离戒毒所，凭借其良好的硬件设施、优秀的康复训练师团队，承担了运动戒毒试点的重要使命。课题组入驻强制隔离戒毒所，先后历时近10个月，通过对采集数据的分析，了解了运动戒毒促进成瘾人群康复的理论机制，从行为表现、大脑动力学变化、奖赏功能康复、情绪状态改善等方面进行了基础研究；并通过数据所反映的运动锻炼效益进行数学建模，最终形成了《强制隔离戒毒人员运动戒毒康复评价标准》（后简称《标准》），为《司法行政戒毒系统运动戒毒试点工作实施方案》提供理论与实证基础。《标准》进一步完善了我国已有的科学戒毒模式，在一定程度上弥补了强制隔离戒毒所目前以戒断时间为标准的"一刀切"工作方式的不足，以科学、客观的评估戒毒效果，形成具体化的脱毒指标，并根据标准制定个性化干预方案，评价戒毒人员康复水平，为相关政府机构进行运动干预康复评价提供科学依据。

本书提供了运动锻炼促进药物依赖人群康复的指导方案，并依据《标准》的检测结果，相应性地提供可适用的运动处方，为帮助药物依赖人群更好地主动参与运动，科学地自助获取锻炼方法提供帮助。

为了高效、便捷地落实使用《标准》，杭州赛翁思科技有限公司严格按照《标准》中各项要求，开发了"运动戒毒康复评估系统"，以期在戒毒所内实施常态化的《标准》测试、保存和数据查看功能，完成评价标准的数字化，为《标准》在基层的实施提供智能—体化的操作平台。

著　者

2020 年 4 月

目　录

第一章　运动戒毒的理论基础

一、运动戒毒的行为动机理论

运动锻炼可以强化人体的心血管功能，改善体质健康状况，提升情绪状态。而对于药物依赖人群，尤其是在其戒断期间，由于吸食毒品的量减少或者中断，身体会出现各种不适症状。一方面，恢复身体素质是其参与运动、积极康复的重要前提；另一方面，减少情绪障碍，建立良好的心理状态，是形成锻炼动机的重要保障。因此，在戒毒康复的初期，通过运动锻炼来提升成瘾者身体素质、改善其心理健康状态，并建立正确的运动锻炼观念，是后续可持续地实施运动干预，加强运动强度的重要基础。因此，以下将分别阐述运动锻炼的身体素质效益、情绪状态效益和锻炼动机效益。

（一）运动锻炼改善药物依赖者的身体素质是康复的重要前提

运动锻炼对身体素质有极大的改善作用，耐力、柔韧性、平衡性、速度、灵敏度作为反映身体素质的指标在经过运动锻炼后都有不同程度的提高。结合中国禁毒报告，强制隔离戒毒所面临的难度和挑战仍然不可忽略（龙桂芳，等，2016）。对药物的依赖除了会引发一些免疫功能异常和脏器病变外，还由于药物依赖者的生活方式不健康，作息不规律，导致戒毒人员营养不良，造成肢体肌肉的耐力、爆发力和灵活性都远逊于正常人。在药物依赖的康复治疗中对体质康复的要求具有现实意义。

通过有组织、有计划地让戒毒人员参与体育运动，把体育运动作为戒断药物的一种运动干预方式，运用到日常的健康教育中，充分体现了通过体育运动增强戒毒人员身心健康的目标，推动我国戒毒人员等特殊人群治疗的理论与实践的发展。强制隔离戒毒遵循分期矫治的规律，其中生理脱毒期，即进入隔离所前两个月，通常开展一系列的体能康复训练，如以太极拳为主，伴随广播体操、心理健康操和健身器材运动等身体功能恢复性训练。与健康人群的效果相仿，有氧运动也能够促进药物依赖者的体质健康。Brown 等（2010）对 16 名大麻和阿片依赖者进行每周 3 次每次 20~40 min，总共 12 周的中等强度有氧运动（55%~69%最大心率）后发现，药物依赖者的代谢当量和体脂率都有明显的增强，并在 3 个月的随访期中很好地保持了这种康复效益。同样，有氧运动对酒精依赖者的体质健康也有积极的影响，Brown 等（2009）对 19 名酒精依赖者进行每周 2~3 次每次 20~40 min 的中等强度有氧运动锻炼（50%~69%最大心率），12 周后发现依赖者的体适能有显著的提升。抗阻运动在药物依赖人群的康复中也有着显著的促进作用。抗阻运动锻炼能够增强药物依赖人群的体质健康。Dolezal 等（2013）招募了 39 名甲基苯丙胺依赖者参加每周 3 次共 8 周的抗阻运动锻炼（耐力训练和阻力训练），研究结果显示，甲基苯丙胺依赖者的最大摄氧量能力增加了21%，腿部推举力量增加了40%，腰部推举力量增加了49%；腿部推举耐力增加了120%，腰部推举耐力增加了96%；体重减轻了2%，身体脂肪含量减少了18%，脂肪重量减少了15%。

在进行运动锻炼的同时，对药物依赖人群的运动锻炼效果的评价具有重要的作用。2019年，浙江省市场监督管理局发布了《司法行政强制隔离戒毒人员体能康复训练规范》（后简称《规范》）省级地方标准，是全国首个强制隔离戒毒人员体能康复训练省级标准。《规范》的发布实施为浙江司法行政系统戒毒工作规范运行提供有力支撑，全面提升了体能康复工作的科学性、针对性和有效性。

正常的身体机能和良好的体能表现是进行有效运动戒毒康复的重要前提，对两者的测评是评估运动戒毒康复程度的首要指标。身体机能是指人的整体及其组成的各器官，各系统所表现的生命活动，通常从形态和机能两方面评估。形态方面的指标主要包括身高、体重和皮脂厚度（上臂部、肩胛部、腹部）；机能方面的指标主要包括肺活量（心肺功能）、血压和台阶试验。体能表现是通过心肺适能、肌肉适能、柔韧性、速度和灵敏性等运动素质表现出来的人体基本的运动能力。体能方面的优秀表现是衡量药物依赖人群身体健康水平的重要指标。

运动锻炼可以改善戒毒人员的心肺功能，强化肌肉骨骼机能，提高身体素质，从而全面提高戒毒人员的身体机能。这种体质效益也是戒毒人员积极参与戒断康复的前提，能够帮助恢复其药物戒断期间的身体素质，增强对疾病的免疫。

（二）运动锻炼改善药物依赖者的情绪状态

心理学家普遍认为情绪是人脑对客观现实能否满足自身需要的一种主观体验，包含生理唤醒、主观体验及外在行为等因素在内的复杂心理现象。情绪会指导人们的行为，当个体的需要得到满足时，人们会体验积极情绪，指导人们产生一系列行为来延长这种满足感。当个体需要得不到满足时，人们会体验消极的情绪，进而指导个体产生一系列相应的行为来满足自己的需要直到个体的需要得到满足。一般来说，人们经常认为积极的情绪会成为个体行为的积极推动力，保障个体的认知活动和行为动作顺利地进行；而消极的情绪则会成为行为的阻力，这一观点也得到了很多研究的证实（Fredrickson，2001）。狭义的情绪状态主要指心境，即平时说的心情，是一种弥散持久的心理状态，具有持续性、外显性、情境性、个性化等特点；广义的情绪状态是指情绪本身的存在形式，主要分为心境、激情和应激。激情是强烈而短暂的情绪状态，类似于平常所说的激动，持续时间不长，具有冲动性和爆发性的特点；应激是在出乎意料的紧急情况下出现的高度紧张的情绪状态。应激最直接的表现是紧张，指各种过强的不良刺激，以及对它们的生理、心理、反应的综合。

戒毒人员往往缺乏正常的正性情绪体验，表现出对食物等一般自然奖赏刺激的愉悦情绪体验降低；相反，他们比普通人更容易体验焦虑、抑郁等负性情绪状态。运动干预可以有效地改善戒毒人员的负性情绪状态。已有研究证明，有氧运动可以有效地减缓药物依赖者戒断初期的负性情绪状态。前人研究中，让54名药物依赖者参加9周，每周1次或2次的集体运动锻炼：首先静坐 1 min，然后做 1 min 的俯卧撑，最后完成 1.6 km 的跑步活动。另外，戒断者每周还要进行 2 次自主运动锻炼，单次运动锻炼时间控制在 60~90 min。结果发现，参加运动锻炼的药物依赖者的焦虑和抑郁得到显著改善，并且显著低于没有参加运动训练的药物依赖者的焦虑和抑郁水平（Collingwood，等，1991）。太极拳是最常用到的促进药物依赖者康复的身心运动。研究发现，对 17 名海洛因成瘾者进行 150 天太极拳干预，太极拳干预方案为每天 1~2 次，每次 60 min。结果发现，相较于对照组，太极拳干预组的抑郁状况显著降低（Li，等，2013）。在对女性药物依赖者进行瑜伽训练时，发现瑜伽训练也能有效调节药物依赖者负性情绪。研究要求 37 名女性海洛因成瘾者进行瑜伽训练，每周 5 次，每次 50 min，总的训练时间为 6 个月。结果发现，瑜伽训练组的负性情绪得到了显著改善（Zhuang，等，2013）。气功锻炼同样起到了很好地缓解负性情绪状态的效果。Smelson 等人的研究中要求 51 名酒精和可卡因混合依赖者进行气功训练，每周 2~3 次，每次 15 min，14 天后发现，气功锻炼组焦虑和抑郁状况均有显著的改善（Smelson，等，2013）。气功锻炼同样可以缓解海洛因依赖者的负性情绪状态。34 名海洛因依赖者经过 10 天，每天 15 min 的盘古气功练习。结果发现，气功练习的第二天开始，气功练习组的海洛因依赖者的戒断症状就开始急速下降，第四天后戒断症状几乎消失，同时还发现在第五天时气功练习组的焦虑得分降低了 78%，到了第十天时气功练习组的焦虑得分降低了 98%（Li，等，2002）。

通过运动干预的方式可以有效调节戒毒人员因长期药物依赖而导致的负性情绪状态，促进他们对非药物相关事件（如正常生活）的正性情绪体验，增加其对戒断康复的信心。

（三）运动锻炼改善药物依赖者的锻炼动机是康复的重要保障

体育教育是教育人、培养人的过程，利用身体活动达到培养人全面发展的目的。通过体育教育，个体可以达到掌握基本运动技能、增强体质、改进身体机能结构，进而促进身心愉悦的目的。自 21 世纪以来，国内外体育教育已经形成了对生理身体、心理身体与社会身体"全人"教育的观念，"全人"教育已成为具有联合国教科文组织及国家教育发展战略高度的"学会生存与生活"的生命教育问题（段丽梅，戴国斌，2015）。近几年，体育素养（physical literacy）的概念得到了国内外体育教育领域学者的认可和推行，体育素养是组织个体对自我学习经历和广泛活动中整体表现的理解的结构和原则，帮助个体养成"终身维持利于健康的身体活动"，创造积极健康的生活方式（Lundvall，2015）。

有研究对 33 例新型毒品依赖者和 52 例海洛因依赖者进行 SCL-90 和应对方式量表的测量，结果显示两类人群的 SCL-90 得分不存在显著性差异，但都表现出心理健康状况普遍低下的特点。在应对方式合理化方面，新型毒品依赖者低于海洛因依赖者，海洛因依赖者更倾向于使用合理化的应对方式。综合而言，这一研究提出不管传统毒品依赖者还是新型毒品依赖者均存在着心理问题，加强心理矫正都是极其重要的内容（石爱军，王丽娟，孙燕，2014）。也有一项针对 98 例女性海洛因戒毒者的研究，将成瘾人群随机分为有氧运动干预组、瑜伽运动干预组和无运动干预组，分别在干预前、干预 3 个月后及干预 6 个月后进行心理健康指标的测评，结果显示，同对照组相比，运动干预组心理健康状况显著改善，其中有氧运动干预改善作用显现较快（3 个月），瑜伽干预显现较慢（6 个月）。这一研究还发现女性海洛因戒毒者的心理健康水平可以通过"运动习惯"这一因素进行调节，即不仅仅将健康运动干预限于单次或短期的运动干预课程，而将运动习惯培养成终身运动，进而提高心理健康水平及减少复吸风险（庄淑梅，2013）。

在药物依赖人群中开展运动锻炼，对改善其心理健康状态，特别是培养良好的运动锻炼动机具有重要的意义。而这也是成瘾人群持续参与运动锻炼、促进锻炼效益的重要保障。

二、运动戒毒的认知加工机制

世界卫生组织认为，药物依赖是一种反复发作的脑疾病。美国药物依赖研究所经过长期大量的人和动物研究，提出了药物依赖的神经环路模型（图 1-1），包括四条脑神经环路：伏隔核和苍白球等脑区调节的奖赏环路；海马、杏仁核等脑区调节的记忆环路；前额叶皮层、前扣带回脑区调节的控制环路；眶额叶皮层等脑区调节的动机环路。该模型理论认为，长期的药物滥用会导致有关学习记忆的病理性损伤，进一步强化奖赏中心，同时削弱抑制控制能力，使注意力偏向药物或其相关线索，诱发冲动性、强迫性和不顾后果的用药动机（Baler，Volkow，2006）。已有大量研究证明了运动对上述神经环路恢复正常运行的积极作用，从而促进成瘾相关症状的减轻。

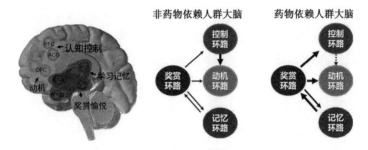

图 1-1　成瘾环路示意图

根据这一神经环路模式，围绕奖赏决策能力各个神经环路逐一对记忆能力、自我控制能力和奖赏决策能力三个方面进行详细阐述。

（一）运动锻炼促进药物依赖者记忆能力

长期的药物滥用会导致有关学习记忆的病理性损伤。因此，药物依赖是一种异常的学习和记忆过程，成瘾者会对药物建立起强烈的依赖，形成关联性学习和成瘾记忆。其中，与陈述性和空间性学习密切相关的海马则扮演着重要角色。成瘾会影响海马的记忆痕迹构建，使得成瘾者即使在戒断后，如果遇到与他们以前用药有关的人物、地点或暗示，仍然会重新激活成瘾记忆，最后导致觅药行为恢复。

幸运的是，研究者们已经发现了运动可以有效破坏成瘾记忆提取的证据。Park 等人（2016）在对甲基苯丙胺成瘾的小鼠进行跑轮运动干预后发现，运动可以通过增强海马齿状回中蛋白质的紧密连接、稳定血脑屏障（blood-brain barrier, BBB）完整性和增强神经分化，来减缓药物诱导的神经毒性。此外，也有研究者发现为期 4 周的阻抗运动能够有效减轻处于戒断期的吗啡成瘾大鼠的记忆功能障碍；同时，运动也可以适当地增加海马中 BDNF 的浓度水平（Shahroodi，等，2020）。因此，运动可以从促进海马功能恢复的角度消退成瘾记忆来促进成瘾康复。

由此，通过运动锻炼可以有效消除药物依赖者海马等大脑结构的功能障碍，调节神经递质的水平，最终重构记忆能力，对其戒毒康复起到积极的作用。

（二）运动锻炼促进药物依赖者自我控制能力

药物成瘾的主要特征之一是成瘾者自我控制能力受损，无法调节自身对药物的渴求。甲基苯丙胺是导致成瘾的主要毒品之一，少量服用即可严重影响自我控制能力。药物成瘾的双重加工模型指出，自我控制能力受损后导致的成瘾可以解释为自动和控制两个过程的交互（图 1-2）。自动过程主要指成瘾者自下而上地对毒品产生感知和注意偏向；控制过程指成瘾者自上而下地对毒品滥用进行抑制加工（Wiers，等，2007）。以下将围绕双重加工模式，分别介绍运动锻炼对注意偏向和抑制控制的加工效益。

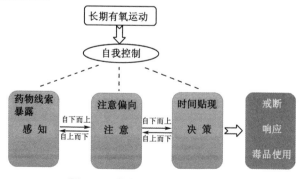

图 1-2　成瘾的双重加工模型

（1）运动锻炼对注意偏向的影响

在自下而上的感知和注意过程中，毒品成瘾人群往往表现出对毒品线索具有注意偏向性，"注意偏向"是指当观察到与毒品有关的线索时，往往会引起毒品成瘾者的注意（Field，Cox，2008）。Robinson 和 Berridge（1993）提出了激励敏化理论，该理论的中心原则是，重复滥用毒品会产生多巴胺能反应，这种反应在每次新药施用后都会变得敏感（即逐渐增加）。这个过程使毒品特异化，从而使成瘾者对毒品产生了主观的渴望。通过经典条件，与毒品有关的提示也可激励特异性，吸引注意力，从而产生注意偏向，引导个人行为朝向获得激励方向发展。

短暂的运动可以减少酒精成瘾者对酒精的渴望及注意偏向，有助于酒精成瘾者的自我调节（Taylor，等，2013）。大量研究也发现急性有氧运动可以降低烟草成瘾者的渴望（Haasova，等，2013）。从生理层面分析，毒品通过影响多巴胺分泌造成毒品成瘾者对毒品的异常渴望，有氧运动则通过增加多巴胺浓度与多巴胺受体结合（Lynch，等，2013）降低成瘾者的渴望。已有研究论证自我控制能力是成瘾者是否能戒断毒品的有效预测因子（Connolly，等，2012）。单次有氧运动可同时有效改善甲基苯丙胺成瘾者的主观渴求和大脑额区自我控制能力（Wang，等，2016）。在前人研究中已发现单次有氧运动后毒品成瘾者主观渴求明显降低（Ellingsen，等，2018），长期有氧运动也可以通过加强多巴胺的结合能力来降低成瘾者使用甲基苯丙胺的渴望（Lynch，等，2013）。

基于此，可以认为运动锻炼能够改善药物依赖人群自我控制功能中的上行通路，即对药物线索的自下而上加工，体现在对药物线索的注意偏向性降低。同时，这种注意偏向性的特征能够对成瘾者的戒断有效性进行预测和评估。

（2）运动锻炼对抑制控制的影响

最近几年，学界对于药物依赖成因的认识逐渐聚焦于认知控制能力上，尤其是抑制能力。许多理论模型已经证实了认知控制（cognitive control）能力在药物依赖中占有重要的地位（Goldstein，Volkow，2011）。药物依赖者的显著特点是无法有效地抑制与药物相关的行为，如戒断对药物的使用。因此可以通过改善其抑制控制能力，进而提升其自我控制能力。

目前已有众多研究对于运动改善药物依赖者抑制功能的作用进行了探讨：Grandjean 等人采用 Stroop 任务结合不同强度的功率自行车运动发现，较高的运动强度可减少多药物依赖组被试（主要为可卡因和酒精滥用）Stroop 效应的值，并且促进了前额皮层脑氧合与血容量的增加，表明有氧运动可以有效提高药物依赖者的抑制功能和大脑神经活性（Grandjean da Costa，等，2017）；也有研究者对一名可卡因成瘾超过 20 年的男性成瘾者进行了高强度（每次完成 4 个 30 s 的力竭运动，每周 3 次共持续 4 周）的运动训练，结合脑电记录了被试完成 Stroop 任务时大脑前额皮层的活动情况，结果显示前额叶皮层激活增强，Stroop 任务的表现也有所提升（Cabral，等，2018）。根据双加工模型，药物依赖人群不断形成的觅药行为与其自我控制能力受损相关，主要表现在对药物相关物品的注意偏向性，以及相应的抑制能力受损。因此，运动可以提升抑制控制这一基本认知能力，并且减弱对药物线索的注意偏向性。

（三）运动锻炼改善药物依赖者奖赏决策能力

奖赏环路的作用是负责传递和输出奖赏信息，依赖机体的奖赏环路普遍会出现过度活动的情况，主要表现为对药物相关刺激产生的奖赏效应等主观感受增强，造成摄取药物的主动性显著增加。

近年来，研究者们利用药物依赖大鼠作为研究对象，发现了运动对于伏隔核等奖赏环路关键脑区的积极效应。例如 Robison 等人（2018）发现，在经历过 6 周的跑轮运动后，成瘾大鼠中脑边缘系统的伏隔核与嗅觉结节中多巴胺 D1 类和 D2 类受体的结合水平受到影响，分别出现了下降和上升的情况。此外，抗阻运动相关的研究中也有着类似发现：研究者们给海洛因成瘾大鼠进行了为期 7 天，每天 120 s 的负重爬梯训练，发现大鼠减少了对海洛因的自我给药，并且改变了伏隔核中的基因表达，主要表现为 BDNF 中 mRNA 表达的增加（Smith，等，2018）。这些都表明，运动能够通过对奖赏环路中多巴胺传导途径的改变，引起强迫性觅药行为的减弱，进而促进成瘾的康复。

动机环路的作用机制主要依赖于大脑的眶额叶皮层，该区域与成瘾相关的功能包括调节行为选择、编辑预期的结果信息以及奖赏与惩罚的感觉。药物依赖会导致该环路在面对药物相关线索时异常活动，导致成瘾者表现出冲动性选择与决策障碍。

对此，国外研究者在 2008 年就展开了研究，发现了运动促进动机环路康复的证据。研究者选取了 20 名戒断 15 h 的尼古丁滥用人群为被试，均分为对照组与实验组：实验组需完成每次 10 min 的间歇性运动，而对照组维持坐立状态。脑成像的结果显示，相较于运动前，运动后实验组被试在观看尼古丁相关图片时，大脑眶额叶皮层的过度激活显著减弱（Van Rensburg，等，2009）。国内研究者也有着类似发现，王洪彪、周宇、周成林等人（2019）在对甲基苯丙胺类药物依赖人群的研究中发现：在短时有氧运动后，被试观看与药物无关的图片刺激（如食物等）时，眶额叶皮层的激活明显增加。这些证据表明，运动能够作为修复成瘾者动机环路，使其恢复对药物及非药物类刺激正常决策的工具。

运动锻炼能够提升药物依赖人群记忆能力、自我控制能力，具体表现在成瘾人群对药物线索的注意偏向性降低，特别是在奖赏决策中的能力得到较大改善。

三、运动戒毒的神经加工机制

前面介绍了运动锻炼对成瘾康复的体质效益、心理状态效益以及认知加工效益。生理、行为表现的改变同时伴随着深层次生化指标的改变，这些效益其实也是通过大脑结构与神经加工的改变而产生的。接下来，将从神经加工机制的角度，分别介绍神经递质和大脑默认模式网络在运动干预戒毒机制中的关键作用。

（一）运动锻炼抑制药物依赖者心理渴求的神经递质

药物依赖是指通过反复服用某种精神类药物使中枢神经系统发生了某些生理或生化方面的变化，对此类药物产生了依赖性。在这一过程中，成瘾药物会促使大脑中腹侧被盖区多巴胺神经递质的多巴胺神经元释放增强，通过神经纤维传递到伏隔核、前额叶皮层，导致伏隔核与前额叶皮层的多巴胺神经元释放增加，从而产生欣快感和形成精神依赖（朱杰，等，2011）。因此，该通路中多巴胺的释放是药物致使成瘾的重要原因。

此外，还有很多对药物依赖的正强化有积极调节作用的神经分子。比如，cAMP 反应结合蛋白（cAMP response element binding protein，CREB）作为药物滥用的转录因子能够让人产生成瘾、依赖、抑郁等。其中 CREB 控制的靶基因中诸如脑源性神经营养因子（brain derived neurotrophic factor，BDNF）和强啡肽在药物依赖中起着重要作用。BDNF 通过调节突触可塑性，诱导奖赏系统发生生理学和形态学改变，促进机体对药物的心理渴求，以至寻求复吸。而另一个重要的靶基因强啡肽在奖赏环路中起着负反馈调节作用，它通过激活 κ 阿片受体抑制伏隔核多巴胺的释放，降低成瘾者的欣快感，导致厌恶和抑郁类异常行为，从而减弱药物的正性强化作用，增强机体对药物的渴求和强迫性用药（赵非一，等，2018）。

幸运的是，运动能够对这些神经分子产生积极的作用。动物实验研究发现，运动可以作为一种刺激对中枢神经细胞产生作用，通过 CREB 调节与内源性阿片肽类似的 BDNF 的释放和基因转录，同时 BDNF 与神经突触的可塑性有着极大的关联。BDNF 在海马中作用于内分泌和副分泌的水平，从而导致运动增强内源性阿片类的神经性营养因子的基因转录，达到替代成瘾性药物在脑内的作用。动物实验显示，有氧运动在大鼠体内产生奖励，并且改变了在中脑缘奖励神经回路上的基因传递，结果降低了药物依赖不适所带来的不良反应。CREB 是药物依赖的转录因子并作用于伏隔核环路，而有氧运动可以在海马中激活 CREB，通过强啡肽的中介作用在中脑系统调节抑郁等多种心理功能。

究其原因，运动作为一项身心活动，其机制为中枢神经系统调节神经元活动来支配身体活动，这一过程同样也涉及神经递质的传递，主要包括 5-羟色胺、去甲肾上腺素和多巴胺等。其中，多巴胺的释放水平与运动能力有直接关系：运动会不断通过增加多巴胺的活性，从而提高中枢神经系统的兴奋性与调节机体运动能力（Foley，Fleshner，2008）。由此可见，运动与成瘾药物对机体具有类似的作用机理。并且，众多临床实验也已经发现了运动作为治疗药物依赖潜在途径的神经生物学证据：运动可以使多巴胺能和谷氨酰胺能传递正常化；促进由 BNDF 介导的表观遗传相互作用；改变基底神经节中的多巴胺能的信号传导（Lynch，等，2013；Robison，等，2018）。这也表明，运动作为一种非药物强化剂，可以有效代替成瘾药物在大脑内的作用，降低其对机体造成的危害，抑制心理渴求。下面将介绍几个较为关键的激素作用。

（1）胃饥饿素

胃饥饿素由 Kojima 等在大鼠的胃中首次发现，是一种具有 28 个氨基酸的肽，主要通过激活促生长激素释放受体（GHS-R1a）在体内发挥作用，能够影响食欲和机体能量平衡，是首个被确定的饥饿激素或食欲增强激素，因此又称作胃饥饿素。其受体 GHS-R1a 属于 G 蛋白偶联受体，在脑内的多个区域都有表达，主要分布在下丘脑、海马、杏仁核和中脑腹侧被盖区等调节情绪和奖赏的关键脑区（薛香莉，等，

2019）。

胃饥饿素还与食物消化与吸收、肥胖和人体代谢有关，可以调节肠道动力和胃酸分泌、调节睡眠、调节压力和焦虑、防止肌肉萎缩等。近年来，关于胃饥饿素在脑功能中的作用也越来越多，由于它的受体在海马区分布密集，因此也可促进海马区的长时程加强，提高海马 CA1 区树突棘密集度，并起到提高学习和记忆表现的作用。此外，研究也证实运动可通过调节胃饥饿素/GHS-R1a 通路调节抑郁行为。2 周自主运动即可显著上调海马和下丘脑 GHS-R 蛋白表达，提示运动预防抑郁行为至少部分通过刺激胃饥饿素/GHS-R 信号诱导海马神经发生。

（2）内源性大麻素

在药物的精神依赖性形成中，奖赏效应是其重要的药理学基础。中脑-边缘多巴胺系统是药物奖赏效应产生的神经解剖学基础。大麻中的化学成分能够增加中脑-边缘多巴胺系统的神经传递。因此，目前认为内源性大麻素所起的药理作用与多巴胺能和阿片能神经传递密切相关。

内源性大麻素除了与大脑奖赏有关外，更重要的是它与学习记忆能力密切相关。研究表明，激活内源性大麻素系统，能够提高神经细胞新生水平，增强学习记忆能力。相反，阻断它们在正常机体内的信息传递后，学习记忆能力则会显著下降。已有大量研究指出，神经细胞新生是大脑"新记忆"形成的基础，同时也是"旧记忆"清除的必要条件。药物依赖会形成一种病理性记忆的"心瘾"，消除药物依赖记忆能够防止心理渴求和复吸。由此看来，内源性大麻素系统对奖赏环路和记忆环路的维持十分重要，可能是药物发挥依赖作用的关键分子。另一方面，在内源性大麻素信号传递链上的其他生化指标，如 BDNF 等是大脑细胞生长和生存的"肥料"，是维持正常的学习记忆能力的必需因子。如果内源性大麻素等生化指标的含量不恢复正常，药物依赖人群记忆环路的损伤将无法得到改善，神经环路的损伤也将持续存在，药物依赖、复吸则难以戒除。

最近的研究也指出，运动时身体和大脑都能够产生内源性大麻素，能够降低外源性的成瘾物质对其受体的不良刺激，改变神经递质（尤其是多巴胺）的释放，影响它们在中枢和外周血液中的水平，起到镇静、镇痛、欣快和奖赏的效果。提示运动可以通过调节内源性大麻素的分泌水平缓解抑郁和焦虑状态，改善大脑神经环路的功能（奖赏、记忆、控制和动机），提高生理机能（体适能、循环、免疫、代谢），促进神经血管新生和神经发生。

（3）去甲肾上腺素

和多巴胺一样，去甲肾上腺素也贯穿整个成瘾—戒断—复吸环路，由交感神经节后神经元和脑内肾上腺素能神经末梢释放，同时，可在肾上腺髓质合成及分泌。由于去甲肾上腺素系统和促肾上腺皮质激素释放因子系统均参与药物复吸的神经过程，而且是介导应激诱发型复吸最主要的两大神经能系统，因此，关于运动锻炼如何通过调控去甲肾上腺素水平从而抑制复吸渴求的神经机制也是该领域研究的焦点问题。

去甲肾上腺素能神经元主要来源于蓝斑（locus coeruleus，LC），而其胞体则与胆碱能神经纤维一同被背外侧被盖核投射至中脑腹侧被盖区，促进伏隔核的多巴胺增加。上行腹侧束则由背外侧被盖核投射至杏仁核、隔区、伏隔核及终纹床核等区域。

在机体应激后，随着交感神经系统和下丘脑-垂体-肾上腺轴（HPA）系统的激活，去甲肾上腺素会由肾上腺髓质骤然间大量分泌，导致中脑腹侧被盖区及伏隔核中去甲肾上腺素水平异常升高。升高的去甲肾上腺素使下丘脑促肾上腺皮质激素释放因子分泌增加，激活下丘脑-垂体-甲状腺轴，皮质酮也随之升高。并且，促肾上腺皮质激素释放因子与去甲肾上腺素在升高皮质酮水平方面还有着强烈的协同作用。而包括焦虑、抑郁、认知损害以及骤然增强的作为药物渴求原动力的戒断期间不适感等应激后遗症，被证实与升高水平的皮质酮有一定关联性（李耀东，陈志，2000）。皮质酮可以穿过血脑屏障进入大脑，伴随皮质酮的介导作用，还有 3 类递质及其代谢物水平同时提升：下丘脑和海马中去甲肾上腺素代谢物 3-甲氧基-4-羟基苯基乙二醇（MHPG）增加，表明了皮质酮和去甲肾上腺素之间的双向促进作用；额叶皮质、下丘脑、海马和杏仁核中多巴胺代谢物 3，4-二羟基苯乙酸（DOPAC）水平升高；额叶皮层、伏隔核、下丘脑和杏仁核中 5-羟色胺及其代谢物 5-羟吲哚乙酸（5-HIAA）的水平也增加。5-羟色胺含量的改变被认为是戒断症状产生和引起复吸的重要机制之一，且主要与去甲肾上腺素协同在增加成瘾易感性特征的情感系统（如焦虑、强迫等）中发挥作用，影响复吸结果。动物实验研究成果也证明，即对 5-羟色胺的有效抑制，可以阻断成瘾药物形成的位置偏好（Meijer, de Kloet, 1994）。值得一提的是，正是因为上述提及的去甲肾上腺素、5-羟色胺和多巴胺含量与成瘾性、戒断症状和复吸率的密切关系，所以，针对脑干、皮质和下丘脑中这三者的含量测定（以高效液相色谱法为主）也是目前成瘾相关的临床及基础研究中用以评价疗效阳性率、运用最广泛的三个神经生物学指标。而应激后由HPA 系统激活—皮质酮介导—去甲肾上腺素合成加速—去甲肾上腺素/5-羟色胺水平上调的这一通路，可以认为是诱发药物渴求及复吸行为的又一个重要的神经路径，这和由前额叶皮层—伏隔核—中脑腹侧被盖区神经环路相互投射失调导致药物渴求及复吸行为，以及由中脑—边缘多巴胺系统引导下前额叶皮层—伏隔核腹侧苍白球运动输出通路导致药物渴求及复吸行为等两大神经路径，存在明显不同。

（二）运动锻炼促进药物依赖者大脑默认模式网络

从大脑默认模式网络的角度，运动锻炼能够改善药物依赖所致的神经环路损伤。已有研究主要从大脑电生理和血氧水平等角度探测运动锻炼的神经效益。

（1）脑电水平

Alpha 波段（8~13 Hz）脑电波代表戒毒人员大脑自发的觉醒意识。通过对 Alpha 能量值的探测，可以更深入地从大脑电生理活动的角度解读运动锻炼促进药物依赖改善的神经效益。

有氧运动后 Alpha 波能量增加可理解为运动后的一种放松状态，焦虑状态减少，自我控制能力提升。且高的 Alpha 波能量可以有效抑制对环境的关注，同时分散对不适当感知信息的关注（Athanasiou，等，2018）。经长期有氧运动后，成瘾者面对毒品相关线索时会试图调节渴望，控制渴求毒品的冲动，对毒品相关环境线索进行认知重评。

（2）血氧水平

血氧水平通常用来监测大脑的功能活动。当神经皮层发生反应时，血红蛋白的表现为：总的血红蛋白和含氧血红蛋白的浓度增加，脱氧血红蛋白的浓度降低。通过测量成瘾者在运动干预后的大脑功能情况可以为运动锻炼的康复效益提供深层证据。

近年来，已经有大量研究证明了运动能够一定程度地激发成瘾人群脑血氧水平和增加脑区功能。一项对 23 名男性甲基苯丙胺成瘾者的研究发现，被试在经历过力量、旋转等身体功能训练后，左侧前额叶与右侧前额叶的活性显著提高，并且脑区间的网络连接也有所加强（Bu，等，2020）。此外，在女性甲基苯丙胺成瘾者中也有类似发现。研究者对 30 名女性成瘾者进行了跆拳道运动的训练，并采用 fNIRS 技术探测了被试大脑左右侧前额叶皮层间的有效连接情况，结果显示跆拳道运动有效改善了成瘾者大脑的功能连接（Bu，等，2020）。这些研究成果也证实了运动可以通过提升血氧水平，改善大脑功能连接，最终促进成瘾康复。

通过对大脑电生理与血氧水平的探测，可以更深入地了解运动锻炼促进身体素质、心理状态和认知功能提升的潜在加工机制，从神经层面为运动锻炼促进成瘾行为康复提供有力的证据。

四、小结

运动可以从身体素质、心理健康、认知加工、神经生理等多方面对药物依赖的康复产生积极的作用：调节多巴胺能的释放、调控多种激素的分泌、提升脑认知神经功能；恢复奖赏系统的正常运转；增强身体素质；改善负性的情绪体验等。这些作用机制从内在的神经生物基础和外显的机体行为表现等多方面对戒毒人员受损的身体机理进行修复，展现了运动对戒毒康复的无限可能。

第二章　戒毒人员运动康复处方

　　运动锻炼可以促进戒毒人员恢复健康，提升身体素质，为其回归社会生活奠定基础。同时，运动锻炼可以改善戒毒人员的大脑认知功能，帮助其戒除药物依赖。而如何指导戒毒人员科学、安全、有效地进行康复锻炼，是科学运动戒毒从理论转向实践的关键之处。本章首先对有氧运动、力量训练、女性康复操等不同形式的康复运动进行介绍，并详细描述各类运动项目的具体实施方法；然后，将康复处方进行实践与应用，以作为运动康复锻炼实施过程中的实践指导。

一、有氧运动康复处方

　　有氧运动康复处方主要包括热身、有氧康复锻炼和拉伸三部分。

　　在一次有氧运动康复的开始阶段，戒毒人员应先进行5 min左右的热身活动，活动关节、肌肉，使身体进入到适宜运动锻炼的状态，为接下来的正式锻炼做准备，以免造成不必要的运动损伤。热身结束后，进入到正式康复锻炼，主要以功率自行车运动为主，总时长约30 min。锻炼结束后，戒毒人员应进行拉伸活动，对肌肉进行拉伸放松。

（一）热身

热身阶段由 5 min 左右的小到中等强度的有氧和肌肉耐力运动组成。热身是锻炼的一个传统的步骤，它可以调节机体的生理、生物力和生物能。热身活动能够增加关节的活动度，可以帮助戒毒人员进入运动训练状态，从而降低戒毒人员在康复锻炼过程中受伤的风险。如果训练的主要内容是心肺耐力运动、有氧运动、竞技运动或者抗阻力训练，特别是那些持续时间较长或重复次数较多的活动，运动者在热身阶段采用动态的有氧运动比拉伸活动获得的效果更好。

完整的全身热身动作举例：

① 屈臂肩关节环绕。身体站直，双脚打开与肩同宽，保持身体稳定。手指虚握，大拇指点在肩部。屈臂，肩膀向前做画圆动作，幅度越大越好，持续 20 s。

② 手臂环绕。身体站直，双脚打开与肩同宽，保持身体稳定。双手前平举，手腕关节紧紧相靠。由上到下转动手腕，腕关节互相不要分开，持续 20 s。

③ 髋关节环绕。自然站立，双手叉腰，双腿微微分开。将一侧腿抬起，外展，再落回站立位，略做停顿之后做另一侧的外展。做第二个循环时将一侧腿在保持外展的情况下抬起，内收，再落回站立位，略做停顿之后做另一侧的内收，持续 20 s。

④ 支撑弓步转体。俯撑，双手与肩同宽。挺直背部，一

侧脚向前最大幅度迈开，同侧手肘触地后用力向上伸展，目光跟随手移动。依次回到起始状态，做另一侧的转体，共 4 次。

⑤ 早安体前屈。双手放于头两侧，手肘朝两侧打开，腰背挺直，双腿微曲保持稳定。身体前屈，臀部向后移动，向前俯身至最大幅度，大致与地面相平，共 12 次。

⑥ 开合跳。收紧腰腹，手臂用力绷紧。用肩部力量抬手臂，背部力量下压手臂，用手臂带动身体的跳跃。双脚开合跳跃，小腿放松，不要低头、仰头，持续 30 s。

（二）有氧康复锻炼

（1）有氧锻炼频率

一般来说，当有氧锻炼频率超过每周 3 次时，心肺耐力的提高有减缓趋势，如果超过 5 天就会出现提高的平台，并且每周超过 5 天的大强度有氧锻炼会增加发生运动损伤的可能性。因此，对于大部分戒毒人员，每周 3~5 次的有氧康复锻炼较为适宜，并且锻炼频率随强度变化而变化，如中等和高等强度有氧锻炼建议每周进行 3 天。

（2）有氧锻炼强度

对于戒毒人员，运动强度对于康复效果起很重要的作用，运动强度与康复获益有着明确的剂量反应关系，过小强度的康复锻炼不能对戒毒人员身心状态起到改善作用。HRR、%HR$_{max}$ 法可以用来评估运动强度，并且测评方式较为便捷，经评估后的运动强度可以作为此后有氧康复锻炼的参考（表 2-1）。

表 2-1	训练强度计算方法表
方法	公式
HRR 法	靶心率（THR）=（HR_{max}－HR_{rest}）×期望强度%+HR_{rest}
%HR_{max}法	靶心率（THR）= HR_{max}×期望强度%

备注：

HR_{rest}：静息心率。

HR_{max}：最大心率，可估算为220-年龄。划分运动强度范围：中等强度运动时心率保持在最大心率的 65%~75%，高等强度运动时心率维持在最大心率的 75%~85%。

对于戒毒人员，根据身心状态的不同，建议大部分戒毒人员进行中等强度（如65%~75% HHR）到高等强度（如75%~85%HRR）的有氧运动，并随着体质的提高逐步增加锻炼强度。

（3）有氧锻炼形式

功率自行车（图 2-1）对于戒毒人员是很好的运动器材。在使用功率自行车器材时，正确使用方法是预先调节好器材，并以正确的姿势使用器材，从而能够在没有风险的情况下进行训练。

① 调节妥当。在开始之前，调节好器械。将车座调节到与臀部同高。车座和车把之间的距离相当于前臂到车座的长度。当骑在自行车上时，应检查当踏板处于最低位置时，膝盖是否仍轻微弯曲。将车把高度调节至车座高度，再根据背部的灵活性加上或减去 5 cm。

② 保持正确的姿势。在这种器械上，蹬踏的力量是关键因素。根据预期目标，骑车人的姿势旨在将最大的力量传输至踏板。锻炼过程中应保持以下姿势：骑在车上时，骑车人的背

部应当向前倾斜，保持一个流线型姿势。上半身至少倾斜45°。当以站立的姿势骑车时，注意使臀部保持在车座上方。

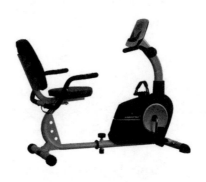

图 2-1　功率自行车

（三）拉伸

训练结束后，会产生身体肌肉损伤、代谢废物堆积，此时做一些适当的拉伸训练能够有效帮助身体自愈，使身体逐步恢复到训练前的状态。5 min 左右的静态拉伸能够帮助肌肉放松，让肌纤维重新排列并恢复到休息状态的长度以及正常活动范围。静态拉伸是在舒适范围内尽可能伸展目标肌肉，并保持姿势约 10 s。

全身各部位拉伸动作举例：

① 上背部伸展。双手手指交叉，掌心向外，双臂平举与胸同高，向前伸直手臂，肘部伸直锁死，肩部向前推。

② 背阔肌伸展。双手抓住足以支撑体重的固定物体，身体向后倾，膝关节弯曲，双腿蹬地，双手抓稳支撑物。

③ 胸大肌伸展。一侧的手扶稳直立的支撑物，上臂与地

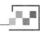

面平行，将身体慢慢向前推，直至胸部感受到伸展为止。

④ 肩部伸展。一侧的手臂伸直，从身体前侧越过身体，另一侧的小臂扣住对侧手臂的肘部，以温和的力度向后拉，直到伸直一侧的肩部感到紧绷，完成后再换另一侧重复动作。

⑤ 股四头肌伸展。坐姿，躯干挺直，双腿屈膝，双脚脚底相对，靠近身体。双手抓住脚尖，身体前倾。

⑥ 腿后侧肌群伸展。仰卧，双腿伸直，弯曲单侧的膝盖，并将这一侧的腿缓缓地拉向身体，直到感受到肌肉的伸展。头部始终紧贴地面。

二、力量训练康复处方

提高肌肉适能（即肌肉力量、耐力和爆发力等功能指标）对健康有益已经被广泛接受。戒毒人员进行抗阻康复锻炼，一方面有助于身体肌力的改善，另一方面对内分泌方面（如血糖水平、胰岛素敏感性等）的调节也有益处。同时还有研究显示，运动者进行抗阻训练不仅可以预防和减轻抑郁、焦虑，还可以增强活力和缓解疲劳，可以帮助戒毒人员改善大脑认知功能。

抗阻训练方案主要包含 3 个抗阻动作（表 2-2）及一套自重训练方案（表 2-3），采用 70%-10RM 的强度进行干预，研究发现该强度对认知功能的促进效益较为理想。

表 2-2　　　　　　　　抗阻动作训练方案

动作名称	组数	重复次数	休息时间/min	主要募集肌群
坐姿蹬腿	3~5	8~12	2~5	臀大肌、股四头肌、腘绳肌
肩上推举	3~5	8~12	2~5	三角肌前束与中束、肱三头肌
垂直推胸	3~5	8~12	2~5	胸大肌

表 2-3　　　　　　　　自重训练方案

动作名称	组数	重复次数	休息时间/min	主要募集肌群
挺髋	3~5	8~12	2~5	竖脊肌、多裂肌
箭步	3~5	8~12	2~5	臀大肌、臀中肌、股四头肌、腘绳肌
卷腹	3~5	8~12	2~5	腹直肌、腹外斜肌、腹内斜肌、腹横肌
俯卧撑	3~5	8~12	2~5	胸大肌、胸小肌、肱三头肌
深蹲	3~5	8~12	2~5	臀大肌、臀中肌、股四头肌、腘绳肌
引体向上	3~5	8~12	2~5	背阔肌、肱二头肌、大圆肌

（一）抗阻训练动作操作流程

（1）垂直推胸

① 五点接触。

② 闭锁正握把手。

③ 把手与胸部齐平。

④ 推至肘关节完全伸直（切勿超伸），缓慢放至胸部水平位置。

⑤ 保持每次动作一致。

（2）坐姿蹬腿

① 双脚与膝关节同宽，双腿彼此平行。

② 保持臀部—髋部于座椅上，背部抵住背垫。

③ 缓慢稳定下降，膝关节不要超过脚尖。

④ 下降至大腿与平台平行。

⑤ 上升至最高位置时，切勿锁住膝关节，切勿抬高臀部。

（3）肩上推举

① 保持五点接触。

② 闭锁式正握把手。

③ 调整座椅高度，使起始位置时手部与肩部顶端成一直线。

④ 推至手肘完全伸展，保持五点接触，切勿拱起背部或用力锁肘。

⑤ 缓慢下降至起始位置。

注意：练习凳上坐姿或者仰卧动作，需保持"五点接触"，在动作执行期间（从起始位置至动作完成为止），保持"五点接触"，可保证最大的稳定性与脊柱支撑。即

① 头部固定置于长凳或背垫上；

② 肩部或上背部固定、稳置于长凳或背垫上；

③ 臀部平稳置于长凳或座位上；

④ 右脚平放于地面上；

⑤ 左脚平放于地面上。

（二）10RM 测试流程

① 小重量进行 10 次热身。

② 休息 1 min 左右。

③ 预测被试可以完成 10 次重复的重量：上肢动作加 10 磅（5 kg）；下肢动作加 20 磅（10 kg）。

④ 休息 2 min。

⑤ 预测被测可以完成 10 次重复的重量：上肢动作加 10 磅（5 kg）；下肢动作加 20 磅（10 kg）。

⑥ 休息 2 min。

⑦ 增加重量：上肢动作加 10 磅（5 kg）；下肢动作加 20 磅（10 kg）。

⑧ 重复⑥与⑦直至被试在该重量只能完成 10 次测试。

记录每名被试 10RM 的抗阻负荷，然后用该负荷乘以 70% 可得干预负荷。

三、女性康复操运动处方

女性戒毒人员练习康复操的目的是锻炼身体、增进健康、改善脑功能。女性康复操动作的选择与编排要考虑女性戒毒人员的健康水平、身体能力、技能与性别运动特性。要使女性通过练习康复者达到康复的目的，而且能从中得到乐趣。将从"平衡性、协调性、速度、耐力、灵敏性、力量和柔韧性"角度出发，分模块编制不同训练功能的康复操。根据女性人体生理解剖结构，动作之间的搭配要合理、科学，动作之间的衔接要自然流畅。

（一）女性康复操编排中的模块

① 热身模块（10 min 左右）。平衡功能动作要素为主，基本热身要素动作为辅。

② 核心训练模块（20 min 左右）。以具备协调性、速度、耐力、灵敏性和力量等功能的动作要素为主；融入现代舞蹈、瑜伽和太极拳等元素。

③ 整理放松模块（10 min 左右）。以柔韧性、协调性功能动作要素动作为主。

（二）背景音乐

背景音乐的选择以青春活力为主基调，各模块选取不同节奏的音乐来搭配健身操动作。

① 热身模块。配低强度（128~132 拍/分钟）背景音乐；以轻快音乐节奏为主。

② 核心训练模块。配中强度（132~145 拍/分钟）和高强度（145~155 拍/分钟）背景音乐；以明快、激情和兴奋节奏为主。

③ 整理放松模块。配低强度（128~132 拍/分钟）背景音乐；以舒缓音乐节奏为主。

女性康复操运动处方具体动作可参见《女性运动戒毒康复操》。《女性运动戒毒康复操》由浙江省莫干山女子强制隔离戒毒所联合上海体育学院运动戒毒研究团队编排出版。该套操主要针对女性戒毒人员的身心特点，融体操和舞蹈于一体，着重从平衡、协调、柔韧等方面进行创设编排。已于 2019 年 12 月 25 日获教学视频国家版权。

四、康复处方的实践与应用

基于运动戒毒的理论基础和前期大量的研究结果，运动锻炼被认为是可以促进药物依赖人群康复的有效手段，尤其是中等到高等强度的有氧运动。然而，对于不同戒断阶段的个体，运动锻炼的强度、频次、形式、时间与其康复的效果之间是否具有相应的映射关系，同时，康复的效果能否通过相关的指标进行有效的测评，仍需要大量的实证数据进行支持。由此，为将运动康复处方科学地应用于戒毒人员的康复，团队依托上海体育学院与浙江省戒毒管理局共建的"浙江省运动戒毒研究中心"，以浙江省十里坪强制隔离戒毒所和浙江省莫干山女子强制隔离戒毒所为研究基地，制定了上述运动锻炼方案，严格执行 12 周，通过锻炼前和锻炼后在健康行为、认知加工和神经机制三个层面上的测评数据比对，深入理解了不同运动强度设置对戒毒人员身心康复效果的影响，制定可量化的运动强度标准。由于戒毒人员身体素质具有个体差异性，需针对不同体能水平设置运动强度，使康复运动处方个性化，同时为运动戒毒智能化评价体系提供实证基础。

（一）有氧运动和力量训练康复处方的实践与应用

在浙江省十里坪强制隔离戒毒所进行实践，戒毒人员吸食毒品类型均为甲基苯丙胺，戒断强制时长处于 3~6 月。且全部为男性，年龄 20—45 岁，教育水平均在小学以上。所有被试健康状况良好，无脑部损伤及精神类疾病，无色盲或色弱，视力或矫正后视力正常，且自愿参加康复训练。将戒毒人员随机分为高等有氧运动组（30 人）、中等有氧运动组（27 人）、力量训练组（29 人）和对照组（29 人）。

康复训练在室内康复馆开展。进行为期 12 周，每周 3 次，40 分钟/次的运动干预。每次康复运动约为 15 人次/组，每组均配备 2~3 名专业运动训练指导员，保证运动姿势的标准化及运动强度的监控（图 2-2）。同时采用 polar 心率带（图 2-3）对心率进行监控。中等强度运动时心率维持在最大心率的 65%~75%，高等强度运动组运动时心率维持在最大心率的 75%~85%（最大心率 = 206.9 − 0.67 × 年龄）。被试均可按照干预计划完成运动，每次运动干预出勤率均在 95% 以上。对照组维持在戒毒所正常生活的低身体活动量不变。

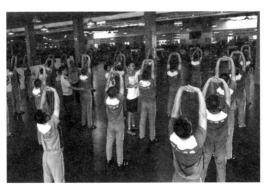

图 2-2　有氧运动和力量训练康复处方的实践与应用

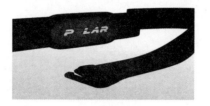

图 2-3　监控心率的 polar 心率带

（二）女性康复操的实践与应用

女性康复操的实践在浙江省莫干山女子强制隔离戒毒所进行，戒毒人员吸食毒品类型均为甲基苯丙胺，戒断强制时长处于 3~6 月。年龄 20—45 岁，教育水平均在小学以上。所有被试健康状况良好，无脑部损伤及精神类疾病，无色盲或色弱，视力或矫正后视力正常，且自愿参加本次实践。共招募到戒毒人员 60 人，将其随机分为对照组和舞蹈运动组两组。

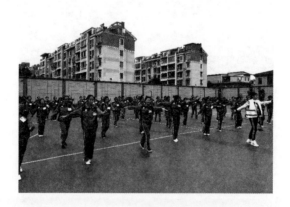

图 2-4　女性康复操的实践与应用

女性康复操在室外操场开展。对舞蹈运动组进行为期 12 周，每周 3 次，40 次/分钟的运动干预。舞蹈运动组按照自行编制的女性康复操进行训练，经评估，运动强度接近中等强度有氧运动。每次康复运动约为 15 人次/组，每组均配备 2~3 名专业运动训练指导员，保证运动姿势标准化及监控运动强度。被试均可按照干预计划完成运动，每次运动干预出勤率均在 95%以上。对照组维持在戒毒所正常生活的低身体活动量不变。

经对运动康复处方的实践发现，运动锻炼有益于帮助戒毒人员戒除药物依赖，改善戒毒人员认知能力，并且通过提升戒毒人员的身体健康和体适能，帮助其更好地进行日常活动。科学合理的运动处方更能有效促进戒毒人员身心健康的康复。

第三章 运动戒毒干预效益的检测技术与方法

依据运动锻炼促进戒毒康复的理论基础，课题组在浙江省十里坪强制隔离戒毒所开展了为期 12 周的有氧运动和力量训练康复处方实践。课题组也从身体素质、心理状态、认知功能、奖赏功能、激素水平和脑电/血氧水平等六方面，对运动戒毒的干预效益进行了检测，取得了初步的阶段性成果。以下详细介绍检测的技术方法与整体结果。

一、运动对戒毒人员身体素质康复的影响研究

身体素质一般是指人体在活动中所表现出来的力量、速度、耐力、灵敏、柔韧等机能。它是一个人体质强弱的外在表现，经常潜在地表现在人们的生活、学习和劳动中。戒毒人员通过正确的方法和适当的体育锻炼，可以从各个方面改善因药物依赖导致的体质虚弱，同时也为康复后回归正常生活打下坚实的身体基础。

（一）身高与体重

（1）指标介绍

由于药物依赖人群奖赏功能失调，会出现对成瘾性药物敏感性增加，对自然的非药物奖赏的敏感性降低的情况。主要体现在食欲以及进食行为上，例如毒品成瘾人群在吸毒期间食欲降低，饥饿感减少，进食减少，最终导致吸毒人群体重降低、体质变弱的结果。

然而在药物戒断阶段，随着戒断时间的延长，戒毒人员的体重由偏低恢复到正常体重并向超重趋势发展，主要是因为在药物奖赏无法获取情况下自然奖赏的恢复，但是依旧最终导致失调，在女性戒毒人员身上这种情况尤为严重。

BMI（身体质量指数，简称体质指数）是目前国际上常用的衡量人体胖瘦程度以及是否健康的一个标准，其公式为：体质指数（BMI）=体重（kg）/身高（m）^{2}。

（2）主要结果

结果（图 3-1）显示，运动干预后，无论是中等强度、高等强度还是对照组的戒毒人员 BMI 均显著增高，但是运动组比对照组 BMI 增加程度要小（分组及人口信息见第三章的康复处方的实践与应用部分）。这表明运动干预能够有效控制戒毒人员的体重恢复以及增加，避免其向超重方向发展。

（二）肌肉耐力

近年来，随着全民健身的兴起，核心稳定受到越来越多人的重视。许多人认为腹部就是人的核心部位，但是这种观点是

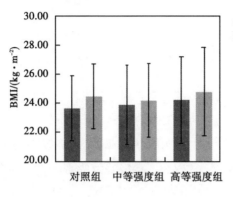

图 3-1　BMI 康复效果图

错误的。核心是身体的中心，它的功能是稳定躯干，具体来讲涉及核心稳定的肌肉包括盆底肌、腹横肌、竖脊肌等附着在躯干上的肌肉群。戒毒人员大多数作息不规律，缺乏锻炼，伏案久坐，这些不良的生活习惯会导致核心肌肉的耐力下降，导致肌肉酸痛，诱发脊柱疾病等。良好的核心耐力可以降低疼痛，带来更好的运动能力，从而获得更强的自信和更高的生活满意度。

（1）躯干伸肌耐力

① 指标介绍。

躯干伸肌是使躯干伸展的肌肉群，主要包括竖棘肌、背阔肌和臀大肌等，此外还有多裂肌等深层肌肉参与躯干的伸展运动。除一些运动员外，人类的躯干每天大部分的时间都是向前弯曲的，而不是处于伸展状态的，比如早上起来刷牙，坐在饭桌前吃饭，坐在办公室工作等。在这种状态下，脊柱保持着一个不健康的姿势，腰段生理曲度变小，躯干伸肌被拉长。长此以往，躯干伸肌肌肉弹性变差，功能失调，与躯干屈肌失衡，导致以疼痛为主要症状的疾病，影响生活质量。研究发现，戒毒人员的躯干伸肌耐力较差，部分戒毒人员存在腰痛等症状，良好的躯干伸肌耐力是核心稳定的重要组成部分，同时也是减缓疼痛的必要条件。评估躯干伸肌耐力的指标主要是躯干伸肌保持一定的收缩状态的能力，一般以保持指定姿势的时间为标准。

②施测方法。

每次施测时，先安排戒毒人员做充分的热身运动，然后于测试区进行测试。在讲解测试流程后，戒毒人员俯卧在平板床上，上半身置于床外，双手垂直向下使手掌正好可以触地（安全保障），双下肢固定防止翘起，调整到舒适的位置。然后逐渐伸展脊柱，使上半身平行于地面，双手交叉置于胸前（图3-2），开始计时。施测人员鼓励戒毒人员最大限度地保持不动。当戒毒人员的上半身不能保持与地面平行或者自行表示疼痛、不适时停止测试，记录戒毒人员的保持时间。

注意：患有腰椎间盘突出或者腰痛，主观感觉评分在4分以上者不参与测试；测试过程中嘱咐戒毒人员正常呼吸，不能憋气；提前告知戒毒人员在测试前3天都不能进行核心力量训练。

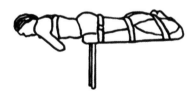

图3-2　躯干伸肌耐力测试示意图

躯干伸肌耐力测试采用监测的方法进行，在运动干预前、中、后连续测试，记录测试结果，提高测试的可信度。

③ 主要结果。

研究结果（图 3-3）表明，规律的有氧运动干预可以有效地改善戒毒人员的躯干伸肌耐力。相较于运动干预前（50.53 s±25.38 s），中等强度有氧运动组在运动干预后（83.50 s±40.48 s）的躯干伸肌等长收缩时间显著改善，从百分比上分析躯干伸肌耐力改善了 65.23%。而高等强度有氧运动干预后，戒毒人员的躯干伸肌耐力（99.75 s±47.86 s）也显著优于前测（58.64 s±17.66 s），从百分比上分析躯干伸肌耐力改善了 70.11%。

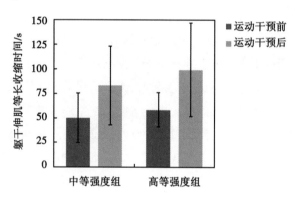

图 3-3　躯干伸肌耐力康复效果图

（2）躯干屈肌耐力

① 指标介绍。

躯干屈肌指收缩后使躯干屈曲的肌肉群，主要包括腹直肌，腹横肌，腰大肌，腹内、外斜肌等。大部分人的脊椎白天中 95% 的时间是处于弯曲状态的，而其中 75% 的弯曲发生在腰段，长时间的弯曲主要会导致躯干屈肌缩短，弹性变差，功能失调，与躯干伸肌不平衡，导致腰椎紊乱、腰背疼痛等症状。上文提到戒毒人员的生活作息不规律，缺乏身体活动，同

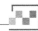

样，其躯干屈肌耐力也会下降。良好的躯干屈肌功能是核心稳定的重要组成部分，是减缓疼痛的必要条件，耐力差者更容易在活动中出现疲劳。腹部肌肉是躯干屈肌很重要的组成部分，腹部肌肉与人体的形态息息相关。研究表明，健康的腹部肌肉是人体优美的必要条件，良好的人体形态还有助于提高人的自信心。评估躯干屈肌耐力的指标主要是躯干屈肌保持一定的收缩状态的能力，一般以保持指定姿势的时间为标准。

② 施测方法。

每次施测时，先安排戒毒人员做充分的热身运动，然后于测试区进行测试。在讲解测试流程后，戒毒人员于仰卧位坐起，背部靠在与地面成60°的夹具上（图3-4），膝盖和髋部都成90°自然放松，双手交叉置于胸前，并固定双脚。开始测试时将夹具往后拉10 cm，开始计时，鼓励戒毒人员最大限度地保持不动。当戒毒人员的后背碰到夹具或者自行表示疼痛或者不适时停止测试，记录戒毒人员的保持时间。

注意：患有腰椎间盘突出或者腰痛，主观感觉评分在4分以上者不参与测试；测试过程中嘱咐戒毒人员正常呼吸，不能憋气；提前告知戒毒人员在测试前3天都不能进行核心力量训练。

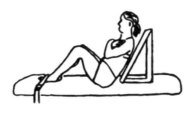

图3-4　躯干屈肌耐力测试示意图

躯干屈肌耐力测试采用监测的方法进行，在运动干预前、中、后连续测试，提高测试的可信度。

③ 主要结果。

研究结果（图 3-5）显示，规律的有氧运动干预可以有效地改善戒毒人员的躯干屈肌耐力。相较于运动干预前（26.2 s±16.85 s），中等强度有氧运动组在运动干预后（47.85 s±29.73 s）的躯干屈肌等长收缩时间显著改善，从百分比上分析躯干屈肌耐力改善了 82.63%。而高等强度有氧运动干预后，戒毒人员的躯干屈肌耐力（57.52 s±27.40 s）也显著优于前测（31.48 s±17.86 s），从百分比上分析躯干屈肌耐力改善了82.72%。

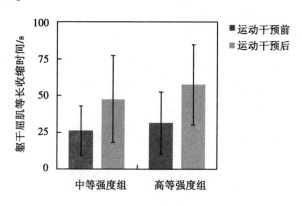

图 3-5　躯干屈肌耐力康复效果图

二、运动对戒毒人员心理状态康复的影响研究

心理状态是心理活动的基本形式之一，指心理活动在一定

时间内的完整特征，如注意、疲劳、紧张、轻松、忧伤和喜悦等。戒毒人员往往会受到负性心理状态的困扰，包括抑郁、愤怒、焦虑等，这些负性的情绪状态会使戒毒人员陷入一个"死循环"。例如：痛苦的事件—愤怒，想要逃避—通过成瘾的行为来增加快感和减低痛苦—逃避他人和现实—对他人的反应不理解—另外一个痛苦的事件，最终戒毒人员会走向自我毁灭的结局。因此，改善戒毒人员的心理状态对促进其康复十分关键。

（一）强迫行为

（1）指标介绍

众所周知，成瘾的一大特点就是对药物的渴求，进而产生强迫用药行为。对于毒品的渴求的测量不仅在治疗过程中起着重要的参考作用，对于复吸情况的发生也具有预测作用。但是对于渴求的测量一度困扰着人们。

研究人员发现在强迫症（OCD）和物质依赖之间有许多相似之处。最基本的相似之处在于无法停止的反复出现的想法和使人丧失行为能力的强迫行为。由此，一些关于渴求的模型被建立并反复检验。经过在酒精和鸦片成瘾者中进行测量并得到修改后，对药物渴求度进行测量的强迫性药物使用量表被翻译成多国语言并被广泛使用，其主要包含毒品想法与干扰、使用意图与控制、对毒品的抵制三个维度。

（2）施测方法

使用问卷测量的方式，随机抽取处于康复期的戒毒人员进行调查。该部分题目选自强制用药问卷（OCDUS）以及药物渴求问卷（DDQ）共 5 个维度 25 道题。经过信效度分析证实，2 个问卷都有比较高的信效度，可用于临床诊断和相关研究。该部分采用 Likert 5 级量表进行评分，对毒品线索、毒品渴求、使用态度、渴求频率以及毒品的影响 5 个维度进行测评，结果主要从"完全不同意"到"完全同意"，测量戒毒人员关于毒品的主观认知状态，详见附录中的"心理状态测试及评分说明"。

（3）主要结果

研究结果（图 3-6）显示，强迫用药问卷的前测得分显著高于后测得分，而对照组无此差异。表明运动锻炼可以有效降低药物依赖人员的渴求度，减少强迫用药行为，一定程度上降低了戒毒人员对毒品的想法与使用意图，加强了对毒品的抵制等。

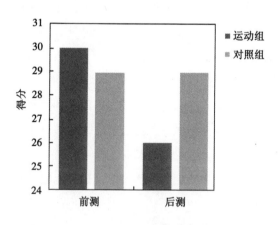

图 3-6 强迫行为干预效果图

（二）锻炼态度

（1）指标介绍

锻炼态度在锻炼行为的研究中具有重要地位。根据态度-行为关系理论可知，锻炼态度会影响人的锻炼行为，从对待锻炼的态度入手来改变和提高人们对体育锻炼的认识，以达到促进体育锻炼的目的。人们对于锻炼态度和锻炼行为的关系的研究主要是在计划行为理论的框架下进行的，近年来许多学者在此基础上考虑了其他影响因素，并对态度-行为关系模型进行了修正，来更好地对锻炼行为进行预测。

目前，研究认为锻炼态度主要是由行为习惯、目标态度、行为认知、情感体验、主观标准以及行为控制感共同影响，行为态度影响行为意向，而行为意向又影响行为，进而形成了体育锻炼态度量表，采用开放式问卷调查影响锻炼的因素。

（2）施测方法

该部分问题主要出自锻炼态度量表和健康促进量表（HPLP-Ⅱ），分为锻炼行为意向、行为控制感、体育运动、健康责任以及营养5个维度，共25题。锻炼态度量表原量表共75题，形式为Likert 5级自评量表，从"完全不符合"到"完全符合"，各维度得分越高代表锻炼行为意向越强、自主控制能力越强，详见附录A。

（3）主要结果

研究结果（图3-7）显示，戒毒人员运动前的锻炼态度显著低于运动后的锻炼态度，而对照组并无此差异。表明运动干预能够有效改变戒毒人员的锻炼态度，促进锻炼意志的提升；同时，这种积极的锻炼态度也会反过来影响戒毒人员的锻炼行为，提高他们对体育锻炼的认识，达到促进体育锻炼的目的。

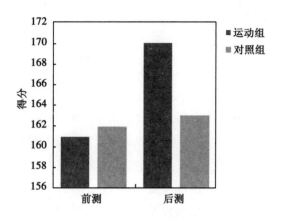

图 3-7　锻炼意志干预效果图

（三）状态焦虑

（1）指标介绍

状态焦虑测试的是戒毒人员在最近一段时间内整体的情绪状态。焦虑包含紧张、恐慌、不安、忧愁等情绪，本身是一种正常的情绪反应，是人们在长久的进化过程中形成的一种自我防御式的情绪状态，有利于人们更好地应对生活中的危急情况、突发事件。但是，过度焦虑则常常伴随着主观痛苦感，会对人们的正常生活造成负面影响，主要表现为工作效率降低、注意力不集中、失眠等。

长期反复使用成瘾性药物往往使得戒毒人员出现情绪加工障碍，多数戒毒人员都伴随着一系列负性情绪，包括焦虑、抑郁、沮丧、绝望和易激惹等，其中，抑郁和焦虑最常见。一旦戒断药物，负性情绪体验将更加严重。此外，戒毒人员还表现

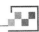

出对一般性自然奖赏刺激物的愉悦情绪体验降低，这就使得他们的负性情绪很难从一般生活事件中得到缓解，因此，为了缓解焦虑等负性情绪状态，戒毒人员往往会出现复吸。已有药物依赖模型及实证研究也证实，焦虑等负性情绪是导致戒毒人员复吸的重要因素之一。

（2）施测方法

采用量表法测量戒毒人员的状态焦虑情况。选取状态-特质焦虑量表中的状态焦虑量表作为评价戒毒人员状态焦虑情绪的工具。状态-特质量表是临床上使用较为广泛的一种测量工具，可区分短期的状态焦虑情绪状态和人格特质焦虑倾向。总量表由 40 项描述题组成，1~20 题为状态焦虑分量表，21~40 题为特质焦虑分量表。本书研究选取前 20 题来测试戒毒人员的状态焦虑情况。这些题目通过自我评定来完成，无时间限制，答案包括四个等级（1—完全没有，2—有些，3—中等程度，4—非常明显），戒毒人员根据自己的体验选出最合适的等级。采用四点评分法对结果进行评定，20 道题目中，半数（1、2、5、8、10、11、15、16、19、20）为正性情绪条目，需反向计分，半数为负性情绪条目，正常计分即可。最后计算出所有题目的累加分值，得分越高，表明戒毒人员该方面的焦虑水平越高，详见附录中的"心理状态测试及评分说明"。

（3）主要结果

研究结果（图3-8）显示，长期运动干预后，戒毒人员的焦虑指数（40.41±7.94）显著低于干预前的焦虑指数（35.83±6.77）；而经过同样的时间，不进行运动干预的戒毒人员的焦虑指数没有显著变化。这表明运动干预能够有效缓解戒毒人员的状态焦虑水平，缓解的程度约11.3%；这类负性情绪水平的降低可以提高戒毒人员对一般生活事件的愉悦情绪体验，一定程度上也有助于降低复吸的概率。

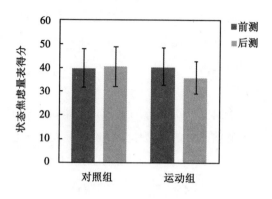

图 3-8　状态焦虑康复效果图

⊿⊿ 三、运动对戒毒人员认知功能康复的影响研究

戒毒人员由于长期使用药物会致使大脑神经环路失效，普遍都伴随着认知功能受损。认知功能是人脑接受外界信息，经过加工处理，转换成内在的心理活动，从而获取知识或应用知识的过程。它包括记忆、抑制、执行等方面。认知能力是人们成功地完成活动最重要的心理条件。

（一）抑制能力

（1）指标介绍

抑制能力与日常生活息息相关。一个人需要控制自己的行为，避免冲动行事，调节疏导情绪，在各方面表现灵活。在人成长的过程中，学习有关的社会和行为技巧、自律、聆听、遵守规则、合作、参加团体活动、承担责任，这些都需要抑制能力发挥重要的作用。

研究表明，反复使用成瘾性药物使得戒毒人员的抑制功能出现障碍。最重要的是当戒毒人员暴露于非常突出的与药物相关的线索环境中时，不能成功地抑制住对药物的渴求；即使是那些已经停止使用药物很长时间的戒断者，也会由于无法抑制用药的冲动而再次使用药物，这也是戒毒人员戒断后仍然出现较高复吸率的重要原因。因此，测量戒毒人员运动干预前后抑制能力的康复情况，对于运动戒毒效果的评定十分重要。

（2）施测方法

采用色-词 Stroop 任务测量抑制能力，该任务也是评定抑制功能最广泛的任务之一。

任务首先呈现一个"＋"注视点 500 ms，之后随机出现实验刺激 1000 ms，要求戒毒人员根据实验刺激的颜色尽量快速而正确地按键，记录戒毒人员在 2500 ms 内的反应，每个试次间隔 1000 ms。实验开始前进行适当练习，以确保戒毒人员能够理解实验任务。刺激材料包括"红""黄""绿"3 个词，分别呈现红、黄、绿 3 种颜色，组成 3 个字色一致类型的刺激和 6 个字色不一致类型的刺激，其中字色一致的刺激重复呈现 8 次，字色不一致的刺激重复呈现 4 次，最终字色一致与字色不一致的刺激各 24 次，呈现比例为 1∶1（图 3-9）。

主要评价指标为 Stroop 效应反应时。Stroop 效应是指当戒毒人员被要求去确定一个颜色单词的颜色时，会受到字色不一致的干扰，对比一致情况时出现反应时更长的现象，通常通过

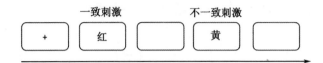

图 3-9　Stroop 任务流程图

计算不一致刺激与一致刺激的反应时数据差值来表示 Stroop 效应。Stroop 效应越小，代表抑制能力越好。

（3）主要结果

研究结果（图 3-10）显示，运动干预后，戒毒人员的 Stroop 效应（52.18 ms±12.67 ms）显著小于干预前的水平（117.23 ms±15.53 ms）。这也表明运动干预能够有效减少戒毒人员进行抑制加工的反应时，促进其抑制能力康复的程度约50%；抑制能力的提升也可以帮助戒毒人员在暴露于药物相关的线索环境中时，成功抑制用药冲动以降低复吸率。

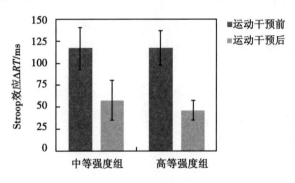

图 3-10　抑制能力康复效果图

（二）工作记忆能力

（1）指标介绍

在生活中，人们每天都要切换各种纷繁的信息，并从中提取关键信息进行决策，以便顺利地完成任务。在这个过程中，就需要工作记忆这一能力参与其中。工作记忆是指在加工信息过程中暂时储存和处理的记忆系统，工作记忆能力高，处理信息速度快，效率高；工作记忆能力低，处理信息速度慢，效率低。

工作记忆作为影响决策功能和抑制性的重要认知因素，在行为调节过程中扮演了中心角色，是能够调控选择性注意的关键成分。而在大多数药物依赖个体中均发现了工作记忆能力不同程度的受损，这种能力的缺失会导致戒毒人员不能抗拒药物相关线索的注意偏向，这将加剧药物相关线索诱因凸显性在成瘾行为中的不利影响，促使戒毒人员出现复吸行为。因而，增强工作记忆功能可作为一种干预思路，在运动戒毒治疗以及预防复吸中具有较好的应用前景。

（2）施测方法

采用 2-back 任务，该任务也是测量工作记忆能力的常用任务之一，适用于各种文化水平的人群。

刺激材料为 0~9 共 10 个数字。任务一共有 6 组，每组呈现前会出现一个白色的"+"注视点 5000 ms。每个组下包含14 个试次，每个试次中首先向戒毒人员呈现白色的刺激材料，呈现时间为 500 ms，随后刺激消失，要求戒毒人员在刺激消失后的 2500 ms 内做出按键反应，之后呈现下一个试次（图3-11）。戒毒人员对前 2 个试次不需要做出任何反应。自第三个试次开始，戒毒人员需要对当前刺激与之前呈现的倒数第二个刺激是否一致进行判断。戒毒人员仅需要对每组下的后 12个刺激进行一致与否的判断，在保证一致刺激和不一致刺激呈现数目的比例为 1∶2 的情况下，随机分配出现的刺激。实验开始前进行充分练习，以确保戒毒人员能够完成实验任务。

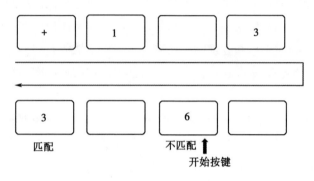

图 3-11　2-back 任务流程图

主要评价指标为辨别力指数，辨别力指数代表着对刺激感受性的度量，通俗意义上称之为反应敏感性。根据信号检测论，将戒毒人员对一致刺激的正确反应计为"击中"，对不一致刺激的错误反应计为"虚报"。根据公式

$$d' = Z_{击中率} - Z_{虚报率}$$

计算戒毒人员完成 2-back 任务的辨别力指数（d'）。

公式中的 $Z_{击中率}$ 和 $Z_{虚报率}$ 分别表示击中的条件概率和虚报的条件概率的 Z 分数。辨别力指数越高，代表辨别能力越好，也意味着工作记忆能力越高。

（3）主要结果

研究结果（图 3-12）显示，运动干预后，戒毒人员的辨别力指数均有所提升，其中高等强度组运动干预后的辨别力指

数（3.18±0.22）显著高于干预前的水平（2.73±0.26）。这也表明运动干预能够有效提升戒毒人员对记忆内容的反应敏感性，促进其工作记忆能力康复的程度约16%；另一方面，工作记忆水平的提高也有助于戒毒人员调控选择性注意，减少对药物相关线索的注意分配，减少复吸行为出现的可能性。

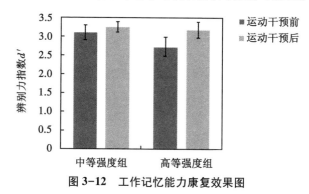

图3-12　工作记忆能力康复效果图

（三）注意能力

（1）指标介绍

"注意偏向"是指当戒毒人员观察到与毒品有关的线索时，往往会分配更多的注意资源给毒品线索。戒毒人员暴露于与毒品有关的环境中时会自动关注与毒品有关的线索，而无法控制注意力，从而导致强制性的寻求毒品行为。同时，注意偏向会导致戒毒人员对环境中药物相关线索的注意力增加，难以专注于日常生活工作，进而导致复吸率增加。在前人的研究中也已经发现，戒毒人员对毒品相关线索的早期感知中存在明显的注意偏向，相比于中性线索，毒品相关线索会更快地吸引他们的注意力，并且会分配更多的注意资源给毒品线索。由于戒毒人员注意控制能力受损，注意选择力差，无法合理抑制对毒

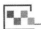

品的注意偏向，甚至存在不恰当的注意维持。因此，减少戒毒人员对毒品的注意偏向对其康复具有重要意义。

（2）施测方法

采用点探测任务测试戒毒人员注意能力。该任务首先出现注视点 1000 ms，而后在屏幕左右两侧呈现图片 1000 ms，图片分为药物线索图片和中性图片。之后随机地在屏幕左右出现水平或竖直的探测点 200 ms，要求戒毒人员判断探测点的方向，水平按"F"键，竖直按"J"键（图 3-13），记录戒毒人员每次任务的反应时间。测试条件分为一致条件与不一致条件：一致条件指药物线索图片和探测点出现在同侧，不一致条件指药物线索图片和探测点出现在异侧。

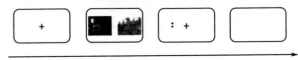

图 3-13　点探测任务

主要评价指标为：计算反应时和注意偏向分数进行后续分析，注意偏向分数的计算公式如下（注意偏向分数大于 0 表示存在注意维持，等于 0 表示不存在注意偏向，小于 0 表示存在注意抑制）：

$$注意偏向分数 = \frac{(DlPr-DrPr)+(DrPl-DlPl)}{2}$$

公式中 D 为图片出现位置；P 为探测点出现位置；l 为 left；r 为 right。

（3）主要结果

研究结果（图 3-14）显示，运动干预后，戒毒人员的注意偏向分数（-8.91±1.52）显著小于干预前的分数（5.68±1.23），对照组前后测注意偏向分数无显著差异。这也表明运动干预能够有效减少戒毒人员对毒品的注意偏向，使其对毒品线索进行注意抑制。

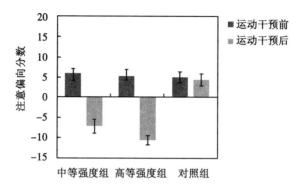

图3-14 注意能力康复效果图

四、运动对戒毒人员奖赏功能康复的影响研究

长期用药后，戒毒人员普遍会出现将药物相关刺激视为内在的、必须发生的正性刺激，并对其进行强化，从而促使吸食药物等相关行为重复出现的症状。这些都是由于奖赏功能紊乱导致的，戒毒人员逐渐对药物相关刺激无限趋近，而对非药物相关刺激的敏感性降低，表现为对自然奖赏诸如金钱、食物等的偏好逐渐下降，对非自然奖赏诸如成瘾药物等动机凸显。改善戒毒人员受损的奖赏功能对戒毒康复至关重要。

（1）奖赏决策能力指标介绍

决策是基于决策者的价值观、偏好和信念来识别和选择方案的高级认知过程，人类做出决策的能力称为决策能力。当面对毒品时，决策功能障碍或者具有决策障碍倾向的个体往往更容易吸食药物，更容易形成药物依赖。这类人往往表现出对奖赏的过度敏感和对未来的短视，即使知道自己未来可能面临严重的惩罚，仍然容易被即时的奖赏左右自己的行为，从而导致不能做出正确有效的决策。这种决策障碍同时可能会导致药物依赖，而长期的药物依赖反过来又会影响人的决策功能，导致决策障碍，最终容易形成恶性循环。有研究证明，药物依赖行为本质就是一种决策障碍。

关于戒毒人员的决策障碍的研究逐渐受到重视，主要的测试方法有爱荷华赌博任务、气球模拟风险任务和剑桥赌博任务等。

（2）施测方法

本书研究采用电脑版的爱荷华赌博任务对戒毒人员进行决策能力测试。该任务最大限度地模拟了现实生活中不可预测的奖赏和惩罚环境，且经研究证明该任务具有较高的信度、效度和生态学效应，是被广泛应用于神经心理学的决策能力测试范式。该任务有 A，B，C，D 等 4 副牌可供选择，若被试更多地选择 A 牌和 B 牌，则会输钱，若被试更多地选择 C 牌和 D 牌，则会赢钱，其内在规律需要被试去学习探索。选择的次数一共是 100 试次（这点不会告诉被试），任务的起始金额 2000 元，被试参与该任务的目标是要学会避开那些会输钱的牌组，选择具有最大收益或者最小损失的牌组，来赢尽可能多的钱。

表 3-1　　　　　　　　爱荷华赌博任务盈亏表

牌组	每次选择的赢利/元	每次选择可能的损失/元	每 10 次选择的盈亏/元	每次选择的亏损概率/%	牌的性质
A	100	150～350	-250	50	不利牌
B	100	0～1250	-250	10	不利牌
C	50	25～75	250	50	利牌
D	50	0～250	250	10	利牌

实验数据分析时，将 100 个试次平均分为 5 个组，每个组

由 20 个试次组成。若被试一直选一个选项则废弃这个数据。每个组块中被试选择 C 牌和 D 牌的总数减去 A 牌和 B 牌的总数称为净分数（NET），即 NET=（C+D)-(A+B)。当 NET 值大于零时，即代表被试选择更多的好牌；当 NET 值小于零的时候，则代表被试选择更多的坏牌。将 5 个组的 NET 相加得总 NET 值，该值大于零则表示被试在整个测试中选择了更多的有利牌。

（3）主要结果

研究结果（图 3-15）显示，运动干预后戒毒人员选择有利牌组的总次数（2.22±44.15）显著多于运动干预前(-41.56±23.17)，且从图 3-15 中可以看出运动干预后戒毒人员在该任务的后半部分选择了更多的有利牌，这表明其逐渐意识到不同牌组的风险性质。从数据的比例方面分析，这也表明有氧运动干预可以改善戒毒人员的奖赏功能，使其风险决策能力的水平提升 1 倍左右。这些结果也表明，运动干预后戒毒人员减轻了对奖赏的过度敏感和对未来的短视，提高了合理决策的能力，有助于降低其对药物奖赏的决策偏向，减少用药行为。

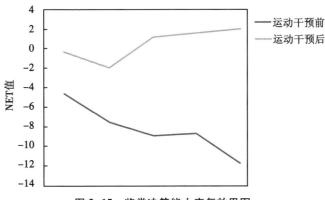

图 3-15 奖赏决策能力康复效果图

五、运动对戒毒人员激素水平调控的影响研究

人体内有很多激素分泌，进而组成了内分泌系统，激素的分泌是在一定的范围内波动的，叫作激素水平。激素水平过高或者过低都会引起戒毒人员的一些症状，这些症状虽然隐藏在外显的行为表现下，但却是行为发生改变的根本。

（一）胃饥饿素

（1）指标介绍

胃饥饿素是一种主要在胃中产生的与进食有关的肽，除了和冲动特性有关外，还与食物和药物滥用的奖赏机制有关。尽管胃饥饿素是一种胃源性激素，通过下丘脑回路参与能量平衡、饥饿和进餐起始过程，但很明显它也通过激活所谓"胆碱能-多巴胺能奖赏联系"，在动机性奖励驱动行为中发挥作用。胃饥饿素还被证明可以减少饮酒，抑制酒精、可卡因和安非他明引起的奖赏。因此，中枢胃饥饿素信号系统连接着神经生物学回路，这些回路涉及食物和化学药物的奖赏；直接或间接抑制这一系统的药物作为潜在的候选药物，可抑制导致肥胖的过度饮食问题以及药物使用障碍的治疗。同时也有研究发现，胃饥饿素水平越高的个体对奖赏越敏感。此外，这些人缺乏自我控制的能力，在某种程度上更有可能不经思考就采取行动。

（2）施测方法

分别在长期运动干预前后进行采血。戒毒人员在早晨空腹时采血，用添加抗凝剂（国产 EDTA 管）的采血管取全血，然后在 4 ℃条件下静置 60 min，随后低速离心（3500 r/min）5 min，取上清 300 μL 分装，用干冰保存在泡沫密封盒子中寄送检测中心，放于-80 ℃冰箱保存。两次标本收集后同时进行检测。用酶联免疫吸附实验（ELISA）检测，试剂盒为 Ghrelin Enzyme Tmmunoassay Kit，Phoenix Pharma，USA。

（3）主要结果

研究结果（图 3-16）显示，运动干预后，高等强度组的戒毒人员胃饥饿素水平显著增高。这表明运动干预能够通过提高胃饥饿素水平增加奖赏敏感性，恢复失衡的奖赏水平。

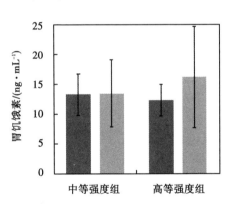

图 3-16　胃饥饿素水平变化图

（二）内源性大麻素

（1）指标介绍

内源性大麻素（EC）影响自然奖励的动机，并调节成瘾药物的奖赏效应。大麻素受体及其内源性配体在大脑中广泛表达，特别是在与奖赏和成瘾密切相关的神经回路（如中脑皮质边缘通路）中有很强的存在和影响。大多数药物滥用都会增加脑 EC 水平，尽管不同药物类别和大脑不同区域的作用性质不同。药物暴露的反应偶然性似乎会影响脑 EC 的产生，这表明药物相关的药理作用和主动寻药引起的神经活动都有贡献。

（2）施测方法

分别在长期运动干预前后进行采血。戒毒人员在早晨空腹时采血，用添加抗凝剂（国产 EDTA 管）的采血管取全血，然后在 4 ℃条件下静置 60 min，随后低速离心（3500 r/min）5 min，取 200 μL 上清后分装，用干冰保存在泡沫密封盒子中寄送检测中心，放于 -80℃冰箱保存。两次标本收集后同时进行检测。利用液相色谱-质谱法检测，液相色谱：Agilent 1290 Infinity UHPLC，质谱：Agilent 6470 Triple Quadruple MS/MS 测试内源性大麻素（2AG、AEA、OEA）。

（3）主要结果

研究结果（图 3-17）显示，运动干预后，无论是中等强度还是高等强度组的戒毒人员，促食欲激素（2AG 和 AEA）都显著增加，而抑食欲激素（OEA）都显著降低。这表明运动干预能够调节失衡的奖赏水平。

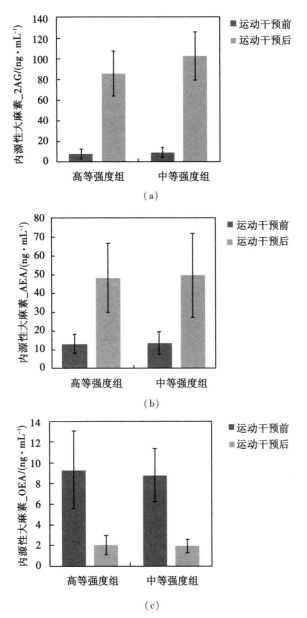

图 3-17 内源性大麻素水平变化图

六、运动对戒毒人员脑电/血氧水平调控 的影响研究

脑电波与大脑皮层血氧水平是神经科学中经常用来评价大脑活动发生机制的重要指标，反映了人体在经历一些心理活动或认知任务时的大脑活动情况。通过对这些指标的探测，能够客观考察戒毒人员行为所对应的大脑加工机制，评价戒毒人员的大脑康复状况。

（一）Alpha 能量值

（1）指标介绍

Alpha 波段（8~13 Hz）脑电波代表戒毒人员大脑自发的觉醒意识，可对正在执行的认知任务进行调节，并与注意调控及抑制功能相关，通过对额区 Alpha 波能量的计算可了解大脑自我调控功能的变化。能量越高，代表自我调控功能越好。通过对 Alpha 能量值的计算，可以更深入地从大脑电生理活动的角度解读运动对戒毒人员自我调控能力的改善。

（2）施测方法

要求戒毒人员保持静息状态 1 min，随后主试将药物相关线索（如吸食工具、毒品模型等）摆放在与戒毒人员水平距离 80 cm 的桌子上，背景为空白墙壁，要求戒毒人员认真观看 2 min，并且身体不能移动，不能触摸道具。同步记录戒毒人员大脑电位变化。

采用德国 Brain Products 公司生产的 64 通道的事件相关电

位记录与分析系统，对戒毒人员认知过程中的大脑电位变化进行记录。Ag/AgCl 记录电极固定于 64 通道电极帽，电极点采用国际 10-20 标准电极系统定位。参考电极设置在电极点 FCz 处，接地点设置在电极点 AFz 处。在戒毒人员右眼外侧 1 cm 处安置电极记录水平眼电（EOG），在右眼下眼眶中下 1 cm 处安置电极记录垂直眼电（ECG）。头皮与每个电极之间的阻抗小于 10 kΩ。脑电信号经过放大器放大后被连续记录，采样频率为 1000 赫/导。

Alpha 能量值脑电数据采用 Brain Production Analyzer 2.1 软件进行处理。预处理步骤主要包括：手动去除伪迹，进行重参考，选用全脑平均为新参考电位，并还原 FCz 点电极。以低通 100 Hz，高通 0.1 Hz，斜度 24 dB/oct 为标准进行带通滤波，并去除 50 Hz 市电，使用 ICA 的方法去除眼电。将 EEG 数据以 1 s 为单位进行分段，分段后通过快速傅里叶变换（fast Fourier transform，FFT）将其从时域信息转为频域信息，进行叠加平均。根据前人文献选择额区 Fz 点为感兴趣区，计算 Alpha 波（8~13 Hz）能量值。

（3）主要结果

研究结果（图 3-18）显示，运动干预后，戒毒人员的 Alpha 能量值（$0.06\ \mu V^2 \pm 0.01\ \mu V^2$）显著高于干预前的水平（$0.08\ \mu V^2 \pm 0.01\ \mu V^2$），而对照组 Alpha 波能量值无显著变化。这表明运动干预能够有效提升戒毒人员面对毒品线索时大脑 Alpha 波能量值；该能量值代表了戒毒人员大脑自发的觉醒意识，说明干预后戒毒人员增强了注意调控及抑制功能，自我调控能力得到一定程度的康复。

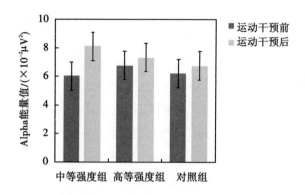

图 3-18　Alpha 波能量值变化图

（二）大脑血氧浓度

（1）指标介绍

大脑血氧浓度主要依靠功能性近红外光谱成像技术（fNIRS）进行测量。其成像原理是光与脑组织的相互作用，通过定量测量组织中吸收色团的浓度如氧合血红蛋白浓度变化和脱氧血红蛋白浓度变化等，获得血氧水平依赖信号来监测大脑的功能活动。当神经皮层发生反应时，血红蛋白的表现为：总的血红蛋白和含氧血红蛋白的浓度增加，脱氧血红蛋白的浓度降低。

通过观测这种大脑血氧浓度的变化，即通过神经血管耦合规律可以反推戒毒人员大脑的神经活动情况。例如，当让戒毒人员做右手手指运动任务时，其大脑的左侧皮层则会发生运动放电，消耗氧和能量。此时，脑部供血系统的过补偿机制会向该局部大量输入含有丰富氧合血红蛋白的血液，从而导致该局部的氧合血红蛋白浓度增加，脱氧血红蛋白下降。

此外，在药物等相关刺激的实物暴露期间测量戒毒人员的大脑血氧浓度，可以更加客观地了解戒毒人员对药物刺激的心理渴望程度。相较于让戒毒人员主观报告药物渴求度，大脑血氧浓度这一指标会更加客观且真实。

（2）施测方法

首先，要求戒毒人员保持静息状态 1 min，随后主试将药物相关线索（如吸食工具、毒品模型等）摆放在与戒毒人员水平距离 80 cm 的桌子上，背景为空白墙壁，要求戒毒人员认真观看 2 min，并且身体不能移动，不能触摸道具。在观看期间，测量戒毒人员的大脑血氧浓度。

采用美国 NIRx 公司研制的 NIRScout 台式近红外脑功能成像系统。使用 8 个发射器（波长为 780 nm 和 830 nm）和 7 个探测器，一个发射器和一个探测器间的连线形成一个通道，共形成 20 个通道分布在人体脑部的前额叶皮层。传感器（包括发射器与探测器）根据 10-20 脑电图系统进行排列，使传感器 D4、S4 和 S5 分别与脑电电极点 AFZ、FZ 和 FPZ 重合，并进行一些调整以确保每个发射器离其相应的探测器 3 cm［图 3-19（a）］。图中●代表探测器，○代表发射器，一个发射器和一个探测器之间的连线代表一个通道，数字表示通道序号。发射器和探测器位于国际 10-20 标准位置。fNIRS 通道位置与特定脑区之间的对应关系见图 3-19（b）。图中数字表示 1~20 个通道。通过佩戴压缩帽和调整传感器与戒毒人员头皮接触的程度使每个通道信号的增益系数（gain）低于 7，以确保通道的信号保持较高的质量。

主要评价指标包括局部脑区氧合血红蛋白浓度、脱氧血红蛋白浓度和总体血红蛋白浓度。由于氧合血红蛋白浓度具有较高的信噪比，多用该指标评价脑区活动情况，其增加即表明戒毒人员对应脑区的神经活动增强。

（3）主要结果

研究结果（图 3-20）显示，运动干预后，戒毒人员局部脑区的大脑血氧浓度均有所提升，其中高等强度组运动干预后的大脑血氧浓度（$4.21×10^{-4}$ mmol/L±$2.69×10^{-4}$ mmol/L）显著高于干预前的水平（$-1.79×10^{-4}$ mmol/L±$1.11×10^{-4}$ mmol/L）。这也表明运动干预能够有效提升戒毒人员大脑的血氧浓度水平，促进其大脑神经活动相较于干预前的程度增强约 2.5 倍。脑区神经活动的增强也有助于戒毒人员提高在药物线索暴露过程中的抑制加工，降低对药物的心理渴求。

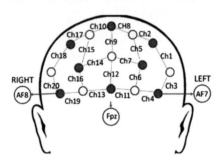

（a）通道分布

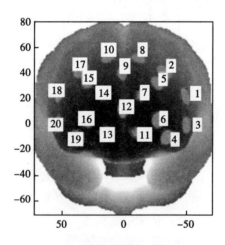

（b）通道对应脑区分布

图 3-19　通道及对应脑区分布情况

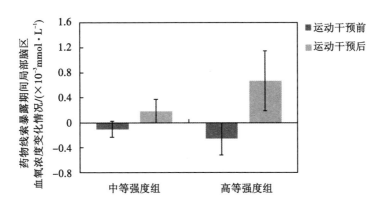

图 3-20 大脑血氧浓度康复效果图

第四章 运动戒毒康复评价 方案与康复处方

 一、运动戒毒康复评价方案的建立

　　运动作为一种绿色健康的康复手段已经被证实可以有效地治疗药物依赖。目前，药物依赖已成为世界主要的公共健康问题之一，不仅会对依赖者的大脑机能产生危害，使其出现各种生理疾病（如糖尿病和 HIV 感染），还会增加其犯罪风险，对社会、家庭和个人造成巨大危害。2020 年国家禁毒委员会公布的《2019 年中国毒品形势报告》显示，虽然我国国内毒品滥用形势有所好转，吸毒人数连续两年下降，规模性制毒活动大幅萎缩，但是毒品消费刚需、毒品市场依然存在，毒品成瘾性高、戒断难度大、复吸率高等问题依然是各个领域面临的重点难题。针对药物依赖展开的各种治疗和干预已初见成效，常见的包括药物治疗、神经调控技术、认知与行为治疗、虚拟现实等，均可有效降低戒毒人员的药物渴求度，减少吸毒行为，但仍存在其自身的局限性。因此，寻求更多科学有效的干预方法仍然是治疗药物依赖领域所关注的重点，是降低复吸率的重要途径。自从 2012 年研究学者提出"运动是良药"后，经过前期一系列的科学论证，已经证实运动可以有效改善戒毒人员的身心状态，运动戒毒确有实效。目前，运动戒毒已经在北京、上海、广东、浙江、山东、湖南等省市广泛开展。司法部强调，在今后一段时期内，要大力推进运动戒毒工作，甚至可将运动戒毒作为常规戒治项目，在全国戒毒所全面推广。

任何一项新政策、新手段的有效实施都离不开评价标准，只有建立起严谨、完善的评价标准，才能实时评估新政策开展的效度，才能给实践工作提供指导，才能推动新政策的不断前进。运动戒毒干预手段的有效推广同样离不开评价标准。无论是借鉴优良的运动戒毒模式，还是从失败的运动戒毒模式实践中吸取经验教训、改正不足，都是提升运动戒毒的有效途径。那么，怎样判断何种运动戒毒模式有效？何种运动模式效果不太理想呢？大家想象一下，全国各个戒毒所都在积极展开运动戒毒实践工作，经过一段时间后，其中，A 戒毒所有关人员说："我们的运动戒毒效果很好，我们的运动方案是一周多次高强度有氧运动。"B 戒毒所有关人员说："我们的运动戒毒模式也很有效，我们的运动方案是每周让戒毒人员进行有氧活动结合抗阻训练。"各说各的好，是否真的有效？具体表现在哪些方面？戒毒人员的康复水平如何？两个方案相比较，哪个更好？想要回答这些问题，就需要建立统一的、量化的评价标准，对运动戒毒效果进行评估，赋予标准参考的意义。以前期科学实证研究和后期实践经验的结合成果为基础，标准的建立可以作为共同遵守的准则和依据，为运动戒毒实施及其实现提供规则和指导。

运动戒毒康复评价方案应运而生，该方案适用于我国强制隔离戒毒所运动戒毒康复评价的应用管理，方案中详细介绍了戒毒人员需要测试的项目、测评场地、测评设备、测评组织与人员、测评流程、评价标准和运动处方。运动戒毒康复评价方案，是以综合评价戒毒人员的运动戒毒康复水平为导向建立起来的，经过前期的实证研究，从"生理""心理""神经"等多个维度筛选出几项具有代表性的评价指标，将其数字化，将所有数据指标进行拟合处理，导出最终数据，并根据该数据对戒毒人员运动康复效果进行等级划分。方案通过对戒毒人员身心健康水平进行较为全面、精确的测评，客观地了解每个戒毒人员当前的身心状态，生成科学的、适合当前戒毒人员身心状况的康复运动处方，为评估其运动康复效果提供标准性依据。这在一定程度上弥补了目前以戒断时间为标准的"一刀切"方式的不足，通过量化评分，科学评估个体的康复效果和预测复吸可能，用以评价戒毒人员回归社会的状态和可能性，并且为政府机构实施干预提供培训方案上的指导。在当前国内外大力开展运动戒毒的大背景下，运动戒毒康复评价方案的建立非常必要。"无规矩不成方圆"，只有将戒毒人员的身心状态、康复效果转化为简单明了的数据指标，建立起科学严明的标准体系，才能树立运动戒毒工作的规矩，推进运动戒毒工作稳定有序地开展，让奋斗在一线的工作人员的付出获得最大回报，有效提升我国运动戒毒工作的实效。

二、运动戒毒康复评价方案的标准

（一）运动戒毒康复评价标准的含义及原则

运动戒毒康复评价标准是整个评价方案中的核心部分，是运动戒毒康复成效的具体反映，它可以揭示经过运动干预之后，戒毒人员的康复具体表现在哪些方面，康复程度如何，具有引导戒毒人员下一步如何进行运动康复的作用。评价指标的客观性是评价标准具有科学严谨性的重要依据。前期研究成果表明，运动的康复功效主要表现在其对戒毒人员的身体素质、心理功能、生理激素的分泌与摄取、大脑神经系统的促进作用。因此，选取能够代表上述几个方面功能的指标，将其纳入到运动戒毒康复评价标准中，指标及与之对应的测试项目如表4-1所示。其中，身体素质包括身高体重测试、躯干伸肌耐力测试和躯干屈肌耐力测试；心理状态包括强迫行为、锻炼态度和状态焦虑三个方面；心理功能包括认知功能中的抑制能力、工作记忆能力、注意能力；奖赏功能包括奖赏决策能力；激素水平包括胃饥饿素、内源性大麻素；脑电/血氧水平包括Alpha能量值和大脑血氧浓度。激素水平与大脑神经系统指标均可根据戒毒所的实际情况进行选择测量。通过将指标数据进行回归分析、加权平均得出戒毒人员运动戒毒康复水平的评分标准，生成优秀、良好、合格和不合格4个等级。

表 4-1　　　　　　　　测试项目及其对应指标

测试维度	测试项目	测试指标（单位）
身体素质	身高 体重	身体质量指数 BMI（kg/m²）
	肌肉耐力	躯干伸肌耐力（s） 躯干屈肌耐力（s）
心理状态	强迫行为量表	强迫行为指数（无）
	锻炼态度量表	锻炼态度指数（无）
	状态焦虑量表	焦虑指数（无）
认知功能	抑制能力	Stroop 效应（无）
	工作记忆能力	辨别力指数（无）
	注意能力	注意效应（无）
奖赏功能	奖赏决策能力	奖赏偏向指数（无）
激素水平（选测）	生化检测	胃饥饿素（ng/m） 内源性大麻素（ng/mL）
脑电/血氧水平（选测）	实物暴露测试	Alpha 能量值（μV²） 大脑血氧浓度（mmol/L）

表 4-1 中指标的选取遵循以下原则：

① 系统性。指标从不同侧面反映出戒毒人员的运动康复成效，且彼此之间既相互独立，又相互联系，共同构成一个指标体系。

② 典型性。每个指标都具有一定的典型性，尽可能准确地反映出戒毒人员各个方面的康复情况，指标的设置、权重在各个指标之间的分配及等级之间的划分都应该有科学数据支撑，与戒毒人员的具体康复水平相适应。

③ 可量化性。选择指标时需考虑指标能否进行量化处理，

以便进行数学计算和统计分析。

④ 综合性。整个评价指标体系必须能够反映戒毒人员整体的身心状态，全面评估运动戒毒康复后戒毒人员身体素质、大脑神经系统、心理功能等各方面的康复水平。

（二）运动戒毒康复评价标准建立的具体步骤

（1）项目施测

身体素质通过各项仪器进行测评，包括身高体重测试、躯干伸肌耐力测试和躯干屈肌耐力测试。心理状态、认知功能以及奖赏功能水平由"运动戒毒康复评估系统"统一施测，或可参照建议参数自行编辑程序并完成测试。其中，心理状态通过量表进行测评，施测及评分详见附录中的"心理状态测试及评分说明"。激素水平通过血液成分分析测得。脑电/血氧水平通过脑电设备以及近红外设备采集数据，后期经数据分析得出相应指标进行测评。其他项目的施测及项目指标计算方法详见第三章。

（2）测评场地及设备

测评场地应设置戒毒人员测评等候间，供戒毒人员等待测评及测评人员宣讲测评方案使用。身体素质测评间需按要求配备身体素质测评仪器。其中，身高体重计只要能够测量身高体重即可，规格品牌自选。身体素质测评间需按要求配备身体素质测评仪器，躯体耐力测试设备包括平板床、绑带和60°夹具。心理功能测试间需配备"运动戒毒康复评估系统"适配电脑。若不使用上述测评软件，另需配备纸质版心理状态测试问卷、认知及奖赏能力测试程序适配电脑、桌、椅、笔。认知、奖赏等心理功能的测试需配电脑，电脑配置最低标准：Windows 7 系统、处理器 Intel i5、内存容量 8 GB、硬盘容量120 GB。血液采集间需配备血液采集（选测）设备，包括采血针、采血管、一次性手套、一次性口罩、冰箱、分装袋和封口膜。脑电数据采集间（选测）需配备脑电设备，建议采用Brain Product 公司生产的脑电设备，包括按照国际 10-20 标准电极系统扩展的 32 导电极帽、BrainAmp 放大器和一台能够正常运行 Brain Product Recorder 记录软件的电脑，或其他参数相当的脑电设备。近红外数据采集间（选测）需根据实际情况选择配备相应设备。若选择进行该项测试，该测评间需按要求配备近红外设备，建议采用 NIRScout 台式近红外脑功能成像系统，包括 8 个发射器（波长为 780 nm 和 830 nm）和 7 个探测器，或其他参数相当的近红外成像设备。

（3）测评流程

整个过程由专业测评人员负责测试，测评人员应熟练掌握整套测评系统中的各项任务的操作方法。血液采集人员应具备医疗执业资格。脑电及近红外测评人员应接受过两种仪器的操作使用培训。

测评过程包括测评准备工作、筛查评估。准备工作中，首先，测评人员需检查测评设备，确保所有测试设备能够正常工作；其次，测评人员向戒毒人员系统介绍测评系统中的所有项目；最后，测评人员需要与自愿测评的戒毒人员签订"运动戒毒康复测评知情同意书"（详见附录中的"运动戒毒康复测评知情同意书"）。筛查评估中，测评人员应对自愿参加运动康复治疗的戒毒人员进行筛查，入选标准为：第一，年龄18—45岁；第二，处于康复巩固期，无身体残疾；第三，无心血管和代谢性疾病。

（4）评分标准

本运动戒毒项目组前期研究成果表明，科学合理的运动干预后，能够明显改善戒毒人员受损的脑区，具体表现为由毒品相关信息诱发的大脑Alpha能量值和大脑血氧浓度发生显著变化，这种变化能够反映出受损脑区功能的逐渐恢复，可客观地用以评价戒毒人员的戒毒效果。因此，采用回归方程模型，以上述大脑指标为因变量，以易操作的、具有科学代表性的10个非选测指标作为自变量，建立回归方程，得出每个指标的权重。由于激素水平维度和脑电/血氧水平维度相对于非选测指标能够更加直接地反映戒毒人员的戒毒效果，因此如果选测了这两个维度，其在总分计算公式中的占比较大。该总分计算公式已经经过了科学推算和检验，同时考虑到戒毒所的测试条件和测试人员有限，建议基于10个非选测指标形成评价方案即可。

方案分为四等十级，分别为优秀（100分、95分、90分），良好（85分、80分、75分），合格（70分、65分、60分）和不合格（50分）。

（5）计算方法和流程

① 小分计算。

根据获得的各个测试指标数值，找到该指标对应的得分（表4-2）。例如：某戒毒人员躯干屈肌耐力测得为71 s，查找表4-2，转换得到其躯干屈肌耐力得分为85分。

注意：得分一律以就低不就高为原则；BMI 得分计算与其他测试项目略有不同，仅分为三等，即优秀（95 分）、良好（80 分）和不合格（50 分）。其余各项均以四等十级进行赋分。

② 总分计算。

将每个指标换算后的得分带入总分计算公式，乘以各项权重后加和，并乘以维度系数。其中需要说明的是，测试维度分为两种：必测维度和 2 个选测维度（激素水平和脑电/血氧水平），测试维度不同，总分计算公式也有所不同，具体分为四个计算方案。每种方案计算的总分对应的评价标准是相同的，总分也可在软件中自动计算并生成。

方案一：适用于仅测试了必测项目（身体素质、心理状态、认知功能和奖赏功能），总分＝（18%×BMI＋8%×伸肌耐力＋3%屈肌耐力）＋（5%×强迫行为指数＋13%×锻炼态度指数＋10%×焦虑指数）＋（5%×Stroop 效应＋24%×辨别力指数＋10%×注意效应＋4%×奖赏偏向指数）。

方案二：适用于测试了必测维度和 n 个激素选测指标，总分＝60%×[（18%×BMI＋8%×伸肌耐力＋3%屈肌耐力）＋（5%×强迫行为指数＋13%×锻炼态度指数＋10%×焦虑指数）＋（5%×Stroop 效应＋24%×辨别力指数＋10%×注意效应＋4%×奖赏偏向指数）]＋40%×[（胃饥饿素＋内源性大麻素）/n]。

方案三：适用于测试了必测维度和 n 个脑电/血氧选测指标，总分＝60%×[（18%×BMI＋8%×伸肌耐力＋3%屈肌耐力）＋（5%×强迫行为指数＋13%×锻炼态度指数＋10%×焦虑指数）＋（5%×Stroop 效应＋24%×辨别力指数＋10%×注意效应＋4%×奖

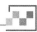

赏偏向指数)]+40%×[(Alpha 能量值+大脑血氧浓度)/n]。

方案四：适用于测试了必测维度、m 个激素选测指标和 n 个脑电/血氧选测指标，总分＝60%×[(18%×BMI+8%×伸肌耐力+3%屈肌耐力)+(5%×强迫行为指数+13%×锻炼态度指数+10%×焦虑指数)+(5%×Stroop 效应+24%×辨别力指数+10%×注意效应+4%×奖赏偏向指数)]+20%×[(胃饥饿素+内源性大麻素)/m]+20%×[(Alpha 能量值+大脑血氧浓度)/n]。

③ 总分评价。

总分界于 85~100 分为"优秀"，可以认为受测戒毒人员的戒毒效果佳，其生理和心理功能恢复非常好，能够顺利出所，在一定程度上可以预测其今后的复吸概率较低。但建议其保持规律的运动锻炼习惯，巩固戒毒效果。

总分界于 73~84 分为"良好"，可以认为受测戒毒人员的戒毒效果较好；其生理和心理功能有一定的恢复，可建议出所，并不定期地随访观察其是否存在毒品使用情况，同时建议和督促其按时进行运动锻炼，改善戒毒效果。

总分界于 60~72 分为"合格"，可以认为，受测戒毒人员的戒毒效果一般，虽然生理和心理功能相对合格，可建议出所，但建议政府人员定期随访观察其毒品使用情况，并加强健康教育，督促其进行运动锻炼，提高其对毒品的控制力，促进戒毒效果。

总分在 60 分以下为"不合格"，可以认为受测戒毒人员的戒毒效果较差，其生理和心理功能未能得到较好的恢复，建议继续进行戒毒，加强健康教育，督促其进行运动锻炼，在生理条件允许的情况下，提高运动锻炼强度，提升戒毒效果。

表4-2

项目得分表

四等十级		BMI/(kg·m⁻²)	必测项目									选测项目			
			躯干伸肌耐力/s	躯干屈肌耐力/s	锻炼态度	强迫行为	状态焦虑	注意能力	抑制能力	工作记忆能力	奖赏决策能力	内源性大麻素/(ng·mL⁻¹)	胃饥饿素/(ng·mL⁻¹)	Alpha能量值/(μV⁻²)	大脑血氧浓度/(mmol·L⁻¹)
优秀	100	—	146.00	87.00	110.00	37.00	28.00	(28.00*)	7.00	4.00	18.00	20.00	23.00	0.19	0.70
	95	18.5~22.9	135.00	80.00	105.00	35.00	30.00	(22.00*)	12.00	3.80	14.00	18.00	21.00	0.17	0.50
	90	—	124.00	72.00	101.00	34.00	32.00	(17.00*)	32.00	3.60	10.00	16.00	19.00	0.16	0.40
	85	—	112.00	65.00	98.00	32.00	35.00	(12.00*)	52.00	3.30	7.00	15.00	17.00	0.15	0.20
良好	80	16~18.4或23~29.9	101.00	57.00	94.00	30.00	37.00	(7.00*)	72.00	3.00	3.00	13.00	15.00	0.14	0.10
	75	—	90.00	50.00	90.04	29.00	39.00	(2.00*)	92.00	2.80	(1.00*)	12.00	13.00	0.12	(0.10*)
合格	70	—	78.00	42.00	86.00	27.00	41.00	2.00	112.00	2.60	(4.00*)	10.00	11.00	0.11	(0.20*)
	65	—	67.00	35.00	83.00	25.00	43.00	8.00	132.00	2.30	(8.00*)	9.00	9.00	0.10	(0.40*)
	60	—	56.00	27.00	80.00	24.00	45.00	13.00	152.00	2.00	(12.00*)	7.00	7.00	0.09	(0.50*)
不合格	50	小于16或大于30	34.00	12.00	70.00	20.00	50.00	23.00	192.00	1.60	(20.00*)	4.00	3.00	0.06	(0.80*)

注：标*数字为负数。

三、运动戒毒康复的基本原则

体育锻炼作为戒毒康复行之有效的方式，一方面可以增强戒毒人员的体质健康，帮助其为回归社会生活做好必要准备；另一方面可以帮助戒毒人员戒断药物依赖性，改善其因药物滥用而受损的大脑加工机能。运动戒毒康复既要符合戒毒人员身体的承受程度，也要兼具促进戒毒人员身心状况有效提升的作用。因此，体育锻炼方式的选择必须注重安全性和全面性的原则。

在运动戒毒康复过程中，如果体育锻炼方式违背科学规律，选择不当或者安排不合理，都有可能出现戒毒人员受伤等安全事故。因此，最大限度地保障戒毒人员的身心安全是运动戒毒的首要原则，是一切康复活动有效执行的前提。体育锻炼方式的选择，要充分考虑到戒毒人员的身体健康状况，选择适当的康复方式，如对于身体素质较差的戒毒人员群体，应选择形式较为简单且强度相对较低的体育锻炼方式，对于患有慢性疾病（如心血管疾病、关节炎等）的特殊戒毒人员，应注意避免可能引起身体不适或加重病情的体育锻炼方式。举例来说，有体重超重或肥胖问题的戒毒人员在进行有氧运动康复时，可以避免采用跑步形式，以免自身体重在运动过程中对膝、踝关节造成过大压力，成为潜在的引起受伤的隐患。骑功率自行车的体育锻炼方式可以在一定程度上解决体重过大带来的安全隐患。在运动戒毒康复过程中，体育锻炼强度的增加也应是渐进式的，随着戒毒人员自身身体健康水平的恢复和改善，以及戒毒人员对体育锻炼形式、技巧的熟悉和掌握，逐步提升体育锻炼的强度和难度。要避免由于新鲜感和"攀比"心理，在康复初期体育锻炼强度和活动量大大超出戒毒人员自身承受能力的问题。这种情况会让戒毒人员身体产生过度的疲劳反应，一方面可能存在安全隐患，引起不必要的运动损伤；另一方面，随着新鲜感消退，过度的身体疲劳可能会打消戒毒人员体育锻炼的积极性，最终厌烦甚至放弃运动康复。

对于戒毒人员来说，体育锻炼方式的选择还应该注重全面性原则。运动戒毒康复的最终目标，是帮助戒毒人员身体、心理、认知等方面得到综合的改善和提升，如果只着重单一功能或局部的发展，会使戒毒人员的康复效果大打折扣。过度单一化的体育锻炼可能会造成身体机能的不协调。因此，在戒毒人员体育锻炼方式的选择上，应注意内容的全面性，既要包含有氧耐力锻炼，促进心肺功能的提升，也要涉及力量抗阻锻炼，提高身体力量素质。综合性的体育锻炼可以促进戒毒人员体质健康全面性的提高，也从多个角度帮助其缓解、戒除心理层面对药物的依赖，更好地改善受损的认知功能，收获最好的康复效果。

四、运动戒毒康复的选择体育锻炼方式

运动戒毒模式下，体育锻炼主要包括有氧体育锻炼和抗阻体育锻炼。一次运动康复锻炼的主要流程包括运动准备（即热身）、康复锻炼和拉伸三部分，并且运动时间不宜过长，以免过度疲劳，造成运动损伤。一次康复锻炼时长最好控制在

40～60 min，康复锻炼的开始阶段，戒毒人员首先进行 5～
10 min 的热身活动作为运动准备，活动关节、肌肉，使身体进
入适宜运动锻炼的状态，以免造成不必要的运动损伤。热身结
束后，进入正式康复锻炼阶段，以有氧体育锻炼和抗阻体育锻
炼为主要内容。在有氧体育锻炼中，首先从较低强度逐渐增加
至目标强度并维持，直至锻炼结束再逐渐降低强度，最终停
止，总时长控制在 30 min 左右为宜。在抗阻体育锻炼中，应
先从复合动作开始，再到单一关节动作，并且质量由大到小，
总时长控制在 30 min 左右为宜。戒毒人员在康复锻炼结束后，
应进行拉伸活动，对身体肌肉进行放松，以免第二天浑身酸痛。

（一）有氧体育锻炼

有氧体育锻炼可以很好地改善戒毒人员的心肺功能，提高
其身体健康状况，并且研究证实短期与长期的有氧体育锻炼都
可以有效改善戒毒人员的大脑认知功能，促进药物依赖的戒
断。选择符合戒毒人员体质健康水平的有氧锻炼形式和方法尤
为重要。一般来说，常见的有氧锻炼方式适合绝大多数体质符
合标准的戒毒人员，如无须依赖器械、可在自然条件下完成的
健步走、跑步方式，或适合在室内场地进行的功率自行车、登
山机等，有氧锻炼方式可以根据戒毒人员自身情况和场地条件
进行选择。

有氧体育锻炼的安排也对体质健康和戒毒康复的增益有所
影响，康复锻炼的频率、强度、时间需要依据康复目的和戒毒
人员的状态，以科学的方法设置。一般来说，当有氧体育锻炼
频率超过 3 次/周时，心肺功能和耐力的提升就会减缓，而如

果超过 5 天/周不仅会出现平台现象，还会增加发生运动损伤的风险。另外，对于处在康复阶段的戒毒人员来说，体育锻炼的强度设置也很重要。运动强度与康复受益有着明确的剂量反应关系，过小强度的康复锻炼不能有效地改善戒毒人员身心状态，中高强度的康复锻炼可以大概率地有效改善戒毒人员的身心状态。康复锻炼时间是指戒毒人员一段时间内进行有氧康复锻炼的总时间，包括每次锻炼时间和每周锻炼总时间，不同健康状况戒毒人员可以在合理范围内适量调整。

综合康复锻炼强度、频率和时间要素，对于大部分戒毒人员以下体育锻炼的设置方式较为科学合理。

① 强度：根据身心状态的不同，建议大部分戒毒人员进行中等（如 40%~60% 最大心率）到高等强度（如 60%~90% 最大心率）的有氧运动，建议健康状况较差的戒毒人员进行低强度（如 30%~40% 最大心率）到中等强度的有氧康复锻炼，并随着其体质的提高逐步增加锻炼强度。

② 频率：3~5 次/周的有氧康复锻炼，且锻炼频率随强度变化而变化。如中等强度有氧锻炼，建议每周进行 5 天；高、中等相结合的有氧锻炼，建议每周进行 3 天。

③ 时间：单次锻炼时间为 30~40 min，每周总量不低于 150 min。建议进行高等强度有氧锻炼的戒毒人员单次锻炼时间为 20~40 min，每周不少于 75 min。

（二）抗阻体育锻炼

提高肌肉适能（即肌肉力量、耐力和爆发力等功能指标）对健康有益已经被广泛接受。在运动戒毒康复过程中，在科学指导下进行的抗阻体育锻炼，一方面有助于戒毒人员体质的改善，身体肌力的全面发展；另一方面，对诸如血糖水平、胰岛素敏感性等内分泌方面的调节也有益处。同时，戒毒人员进行抗阻训练不仅可以预防和减轻抑郁、焦虑，还可以增强活力和缓解疲劳，可以帮助改善大脑认知功能。

对于戒毒人员的康复，抗阻体育锻炼方式的选择也应以安全性和全面性原则为指导。在抗阻体育锻炼中，应该既包含多关节或复合练习，能调动多个肌群参与运动，也包含单关节练习，进行局部的强化。肌肉不平衡会引起损伤，因此为了避免肌力失衡，戒毒人员在进行抗阻锻炼的同时应该加强相对的肌群（即主动肌和拮抗肌）的练习，如腰部和腹部肌肉，股四头肌和腘绳肌。对于上肢肌群的抗阻锻炼，可以选择利用自重进行的俯卧撑、引体向上、原地爬行等；也可以借助健身器材，如器械推胸、器械下拉、器械肩推等，针对上肢的胸、背、肩部等主要肌群进行锻炼。对于下肢肌群的抗阻锻炼，可以选择深蹲、箭步蹲、臀桥或借助健身器材的推举等锻炼方式，对股四头肌、腘绳肌等下肢主要肌群进行锻炼。对于核心力量的锻炼，可以选择自我卷腹、平板支撑等锻炼方式，加强核心肌群的力量和核心稳定性。

对于抗阻康复锻炼的设置，也应依据戒毒人员的康复目标和体质健康状况，兼顾频率和运动量。在设置抗阻体育锻炼时，应尽可能在一个锻炼周期内兼顾胸、肩、背、下肢每一个大肌群，同一肌群的锻炼不可连续进行，以避免运动过度带来的损伤隐患。对于每次抗阻锻炼，目标肌群的锻炼，分为4组进行比2组的效果更好，但是戒毒人员即便只做1组也可以提高肌肉力量，尤其是初学者。抗阻锻炼的强度和每组动作的重复次数呈负相关。也就是说，抗阻锻炼的强度或者阻力越大，戒毒人员在进行训练时能完成的次数就越少，一般来说，选择8~12次的重复次数较为适宜。并且，戒毒人员可以采用不同的动作来练习同一肌群，这样可以增加锻炼的多样性，从而可能会预防长期锻炼产生的精神疲劳，还可能会提高锻炼依赖性。如果以发展一般性肌肉适能和认知功能的改善为康复目标，可以为戒毒人员设置以下抗阻康复锻炼安排：

① 针对胸、肩、背、下肢每一个大肌肉群，每周都兼顾到，训练2~3天，并且同一肌群的练习时间应该至少间隔48 h。

② 在每次抗阻康复锻炼中，戒毒人员对每个肌群进行2~4组训练。例如，在锻炼胸肌时，可以进行4组坐姿器械推胸，也可以进行2组坐姿器械推胸加上2组臂屈伸，合理的组间休息时间为2~3 min。

③ 每组抗阻康复锻炼的重复次数设置在8~12次，强度设置为单次最大质量的60%~80%。

五、运动戒毒康复处方建立与选择

运动戒毒康复过程中，要根据戒毒人员身体健康状况和认知测试指标对运动处方进行科学合理的建立与选择。中、高等强度有氧运动对戒毒人员戒除药物依赖有较好效果，但在制订具体的运动康复处方时，还应考虑到戒毒人员的身体健康情况、药物依赖程度等，在改善身体健康状况、提升体适能的同

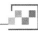

时，选择有益于药物戒断和改善认知功能的运动康复处方。对于身体健康状况正常的戒毒人员，其运动康复处方可以以普通人运动处方为基础进行完善，以体质水平为基础，结合自身康复水平选择适合的运动康复处方。

根据《强制隔离戒毒人员运动戒毒康复评价标准》中戒毒人员体质综合评级标准，戒毒人员体质可分为优秀、良好、合格与不合格。对于体质水平合格及以上人员，应采取中、高等强度运动康复训练，以帮助缓解、戒除药物依赖，改善认知功能为首要目标，获得最佳运动康复效益；对于体质不合格人员，由于自身体质水平太差，不能适应中、高强度运动康复训练，应从低强度运动康复训练开始，以增强体质、恢复健康水平为首要目标，在此基础上逐渐加强运动强度，增加运动量，获取更好的运动康复效益。综合考虑，对于一般戒毒人员，运动戒毒康复处方的建立要兼顾戒毒人员的体质水平和康复水平两方面因素。对于体质达标，并且康复水平优秀的戒毒人员，以中等强度的有氧和抗阻体育锻炼为主，养成体育锻炼习惯并维持康复效益；对于体质达标，但康复水平仍较低的戒毒人员，以中、高强度有氧和抗阻体育锻炼为主，以增强运动戒毒康复的效益为首要目标，改善认知功能并戒除药物心理依赖；对于体质未达标的戒毒人员，以低、中强度有氧和抗阻体育锻炼为主，循序渐进，以增强体质健康为首要目标，在此基础上提高运动戒毒康复的认知与心理效益。一般戒毒人员运动戒毒康复参考处方如表4-3所示。

表 4-3　　一般戒毒人员运动戒毒康复参考处方

体质水平	康复水平	形式	频率	内容	强度	进度	时间/min
合格及以上	优秀	有氧	3~4天/周	全身性有氧运动为主，如自行车、跑步	中等强度	维持中等强度训练，养成习惯	30~40
		抗阻	2~3天/周	上肢、下肢、核心抗阻运动	中等强度	维持中等强度训练，养成习惯	30~40
	良好及以下	有氧	3~5天/周	全身性有氧运动为主，如自行车、跑步	中、高等强度	从中等强度开始，逐渐增加至高等强度	30
		抗阻	2~3天/周	上肢、下肢、核心抗阻运动	中、高等强度	从中等强度开始，逐渐增加至高等强度	30
不合格	优秀	有氧	2~4天/周	从较低强度的健步走、慢跑开始，后期可以选用大部分有氧运动	低、中等强度	从低等强度开始，逐渐增加至中等强度并保持	30

			低、中等强度	从低等强度开始，逐渐增加至中等强度并保持	20～30
优秀	抗阻	2～3 天/周	从自重抗阻训练开始，后期可选取大部分抗阻运动		
良好及以下	有氧	2～4 天/周	从较低强度的健步走、慢跑开始，后期可以选用大部分有氧运动	低、中等强度	从低等强度和运动量，以高等强度为目标	30
	抗阻	2～3 天/周	从自重抗阻训练开始，后期可选取大部分抗阻部分	低、中等强度	从低等强度开始，逐渐增加强度和运动量，以高等强度为目标	20～30
不合格						

87

除身体状况正常的一般戒毒人员外，戒毒人群与许多慢性疾病有着高度的交叉，像心脏病、高血压、糖尿病等。对于此类患有慢性疾病的特殊戒毒人员，一般的运动戒毒康复处方并不适用，运动戒毒康复的处方也应根据特殊人员具体的身体健康状况和医生指导建议进行调整。并且，对于特殊戒毒人员，保持良好的身体健康情况非常重要，运动戒毒康复应以增强体质、延缓病情发展为首要目标。在此基础上，逐步恢复体质健康，并且获得运动戒毒康复的认知与心理效益。对于患有不同慢性疾病的特殊戒毒人员应根据具体情况制订相应的运动处方。

① 对于大多数患有心脏病、心脑血管疾病的戒毒人员来说，康复锻炼是安全有效的，但在运动康复中应该选择适宜的方案。在医生的指导下，可以进行运动康复的戒毒人员每周至少应该进行 3 天有氧体育锻炼，运动频率根据戒毒人员本身的耐受能力、体适能力和健康情况确定，对于体质较差的戒毒人员来说，可以制订为每日多次短时间（1~10 min）的锻炼。

② 关节炎类疾病也是戒毒人员中较为常见的，而关节炎和风湿性疾病是疼痛和残障的首要原因。患有关节炎类疾病的戒毒人员，可以通过运动戒毒康复体育锻炼帮助缓解、戒除药物依赖，同时可以减轻疼痛、维持受累关节周围的肌肉力量、减轻关节僵硬程度、预防功能减退、改善心理健康和生活质量。在患有关节炎病的戒毒人员进行运康复锻炼时，疼痛是开始和维持规律运动计划的主要障碍，所以指导原则是在最大限度减轻疼痛的前提下逐渐达到能够获得更多健康益处的运动水平。总的来说，此时推荐的运动处方构成与一般戒毒人员基本一致，但是应该考虑关节疼痛、稳定性和功能限制。

③ 糖尿病是在戒毒人员中另一种较为常见的慢性疾病。对于患有糖尿病的戒毒人员，康复锻炼除可以帮助认知功能恢复和药物心理依赖戒除外，还可以帮助戒毒人员更好地进行日常生活，在进行运动康复训练时，推荐有氧运动与抗阻运动相结合，每周进行 3~5 天，维持在中等强度。

④ 患有高血压的戒毒人员在进行运动康复训练时，以有氧体育锻炼为重点，如步行、慢跑、骑车。抗阻力体育锻炼可使用器械或自由负重，作为有氧体育锻炼的补充。有氧锻炼维持在每周 4 天较为适宜，并进行 2~3 天的抗阻力运动作为补充，在有氧体育锻炼中以中等强度为宜，还应该根据高血压病人的血压控制情况、抗高血压药物治疗情况、药物副作用、有无器官损害和其他并发症对运动处方进行相应调整。任何运动处方中的运动进度都应该是循序渐进的，尤其是对于患有高血压病的戒毒人员更应该注意这一点。

⑤ 骨质疏松症在戒毒人员中，尤其是年龄较大的戒毒人员中较为常见。在康复锻炼中应选择承重较少的有氧体育锻炼（如健步走、慢跑、爬楼梯）和抗阻运动为主。进行康复锻炼时，应该避免爆发性动作和高冲击性动作，切勿扭曲脊柱和关节。

第五章　运动戒毒智能化评估数字化体系建构

一、"运动戒毒康复评估系统 1.0"简介

（一）系统背景

为了高效、便捷地落实使用《强制隔离戒毒人员运动戒毒康复评价标准》，赛翁思科技严格按照标准各项要求，开发了"运动戒毒康复评估系统"（以下简称评估系统），以期在戒毒所内实施常态化的《强制隔离戒毒人员运动戒毒康复评价标准》的测试、保存、数据查看等，完成数字化评价标准的建立。

（二）系统结构

系统结构如图 5-1 所示。

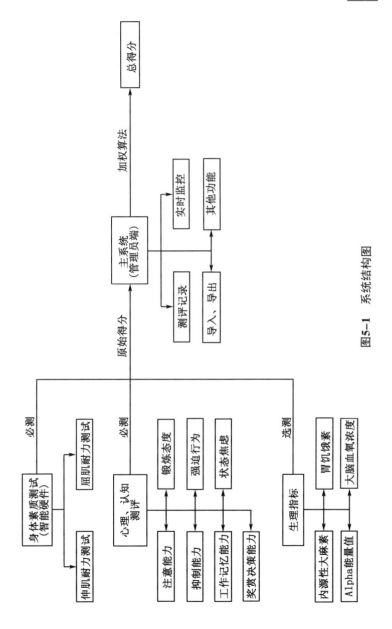

图5-1　系统结构图

二、运动戒毒康复评估系统学员 PC 端使用方法

（一）登录

① 双击打开桌面的"运动戒毒康复评估系统"图标（图 5-2）。

图 5-2　"运动戒毒康复评估系统"快捷方式图标

② 输入学员编号并点击"立即登录"按钮，选择对应学员的姓名（图 5-3）。

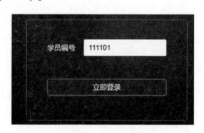

图 5-3　登录界面

（二）评估测试

评估测试共包含 3 个量表和 4 项测试。评估测试允许分段完成；后 4 项测试都有一定的完成度或者正确率的要求才能完成评估，如果不满足完成条件，需要重新作答。

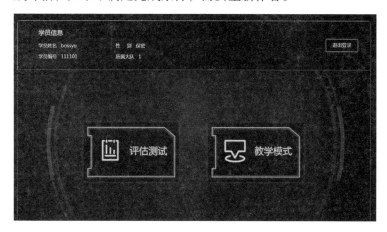

图 5-4　首页

（1）点击首页"评估测试"按钮（图 5-4）

① 如果此学员没有未完成的评估，当前页面只有"开始评估""返回首页"两个按钮，点击"开始评估"按钮，正式开始。

② 如果此学员存在未完成的评估，当前页面有"继续评估""重新评估""返回首页"三个按钮（图 5-5）。

③ 继续上次未完成的评估，点击"继续评估"按钮；放弃未完成的评估重新开始，点击"重新评估"。

（2）第一个评估项——强迫行为量表（图 5-6）

① 强迫行为量表目前有 12 道题目。

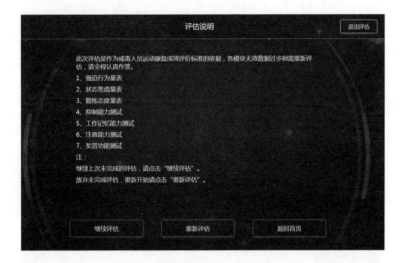

图 5-5　评估说明

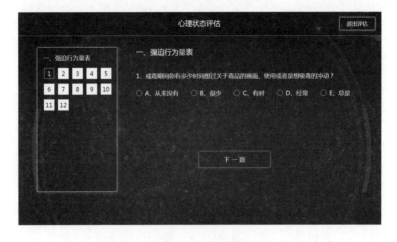

图 5-6　量表评估

② 只有选择答案后，才能点击"下一题"按钮。

③ 点击已完成的题目序号可以查看之前的回答，但不能修改。

④ 当完成所有题目后，自动跳到下一个评估项。

⑤ 作答过程中，可以点击右上角"退出评估"按钮，退出本次评估。

（3）第二个评估项——状态焦虑量表

① 状态焦虑量表目前有 20 道题。

② 其规则同强迫行为评估量表。

（4）第三个评估项——锻炼态度量表

① 锻炼态度量表目前有 27 道题。

② 其规则同强迫行为评估量表。

③ 此外，当所有题目完成后，会有评估结束提示页面，有"继续评估""前往教学""返回首页"三个按钮（图 5-7）。

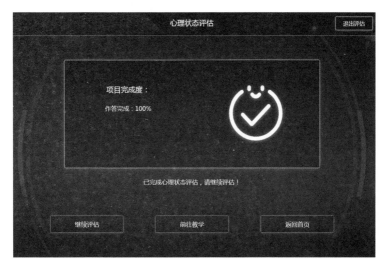

图 5-7 量表评估结束

④ 如果学员是第一次评估，建议点击"前往教学"按钮，了解后续评估规则后，再进行作答。

⑤ 如果学员已了解后续评估规则，可以点击"继续评估"按钮，继续完成后续作答。

（5）第四个评估项——抑制能力评估

① 点击"开始评估"按钮，开始心理状态评估，答题规则参见图5-8。

② 总共需要完成24次辨别按键反应。

③ 评估过程中点击右上角"退出评估"按钮后，退出本次评估，下次继续评估需要重新作答该评估项。

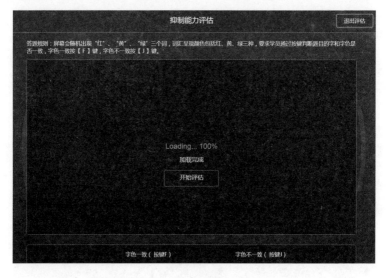

图5-8　加载完成

④ 操作实例：

点击"开始评估"按钮，开始本项评估测试。

屏幕中心出现白色"+"注视点，显示0.5 s后消失，此时无须作答（图5-9）。

屏幕中心出现黄色的"黄"字，显示1 s，"黄"字和其

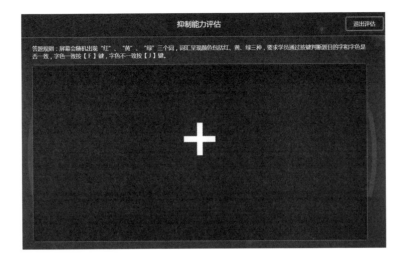

图 5-9　注视点

颜色"黄色"是一致的，此时应选择答案"字色一致"，按"F"键进行作答。需在 2 s 内完成作答，否则视为无效作答。

屏幕中心出现黄色的"红"字，显示 1 s，"红"字和其颜色"黄色"是不一致的，此时应选择答案"字色不一致"，按"J"键进行作答。需在 2 s 内完成作答，否则视为无效作答（图 5-10）。

当学员当前评估无效作答次数过多，正确率不足 80% 时，无法通过本次测评，需要点击"重新测评"按钮，重新作答，直至正确率大于 80%。学员也可以先点击"前往教学按钮"，重新学习答题规则（图 5-11）。

满足测评通过条件后，点击"继续测评"按钮，可以进行下一项测试；点击"前往教学"，可以进入教学模式学习下个评估的规则。

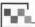

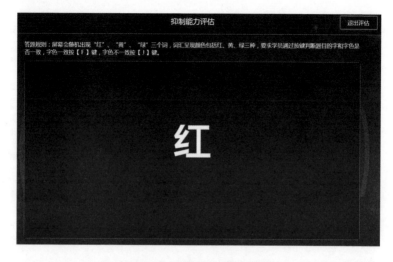

图 5-10 抑制能力评估作答

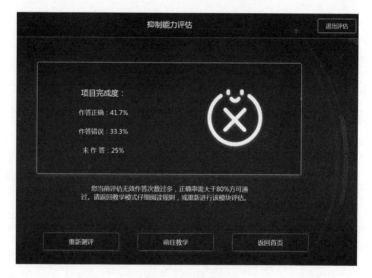

图 5-11 项目完成

（6）第五个评估项——工作记忆能力评估

① 点击"开始评估"按钮，开始工作记忆能力评估，答题规则参见图5-12。

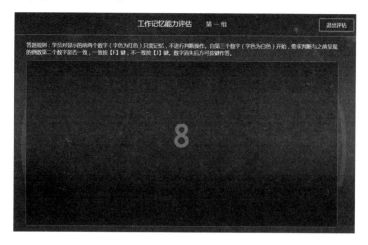

图5-12　工作记忆能力评估

② 本项评估共需完成6组，每组包括12次辨别按键反应。

③ 评估过程中点击右上角"退出评估"按钮后，退出本次评估，下次继续评估需要重新作答该评估项。

④ 操作实例：

点击"开始评估"按钮，开始评估。

屏幕中心出现白色"+"注视点，显示0.5 s后消失，此时无须作答。

屏幕中心将随机出现0~9之间的一个数字。当前出现数字"8"，显示0.5 s后消失，2.5 s后将出现下一个数字。每组前两个数字（字色为红色）只需记忆无须作答。

屏幕中心将随机出现0~9之间的一个数字。当前出现数字"7"，显示 0.5 s 后消失，2.5 s 后将出现下一个数字。每组前两个数字（字色为红色）只需记忆无须作答。

屏幕中心出现的第三个随机数字"5"（字色为白色）与之前呈现的倒数第二数字"8"不一致（显示过的数字为 8，7，5），在数字消失后，请按"J"键进行作答，2.5 s 后将出现下一个数字。

屏幕中心出现的第四个随机数字"7"（字色为白色）与之前呈现的倒数第二数字"7"一致（显示过的数字 8，7，5，7），在数字消失后，请按"F"键进行作答，2.5 s 后将出现下一个数字。

当学员当前评估无效作答次数过多，正确率不足 80% 时，无法通过本次测评，需要点击"重新测评"按钮，重新作答，直至正确率大于 80%。学员也可以先点击"前往教学"按钮，重新学习答题规则。

满足测评通过条件后，点击"继续测评"按钮，可以进行下一项测试；点击"前往教学"按钮，可以进入教学模式学习下个评估的规则。

（7）第六个评估项——注意能力评估

① 点击"开始评估"按钮，开始评估，答题规则参见图 5-13。

② 本项评估共需完成 3 组，每组包括 80 次辨别按键反应。

③ 评估过程中点击右上角"退出评估"按钮后，退出本次评估，下次继续评估需要重新作答该评估项。

④ 操作实例：

点击"开始评估"按钮，开始评估。

屏幕中心出现白色"+"注视点，显示 0.5 s 后消失，此时无须作答。

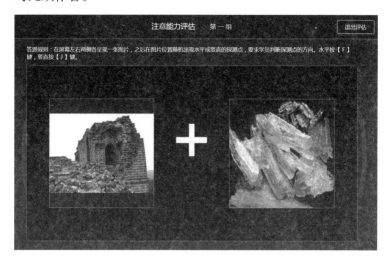

图 5-13　注意能力评估——线索

在屏幕左右两侧呈现随机图片 1 s，此时无须作答。

在屏幕左侧出现探测点，显示 0.2 s 后消失，此时探测点方向为水平，请按 "F" 键进行作答。自探测点出现后 1.5 s内可以作答（图 5-14）。

而后屏幕中心再出现白色 "+" 注视点，显示 0.5 s 后消失，此时无须作答。

在屏幕左右两侧呈现随机图片 1 s，此时无须作答。

在屏幕右侧出现探测点，显示 0.2 s 后消失，此时探测点方向为竖直，请按 "J" 键进行作答。自探测点出现后 1.5 s内可以作答（图 5-15）。

每做完一组，会有 1 min 的休息时间，倒计时结束后自动开始下一组评估。

当学员当前评估无效作答次数过多，正确率不足 80% 时，

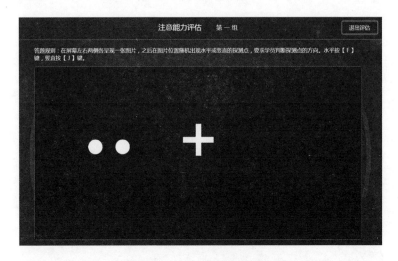

图5-14 水平探测点判断

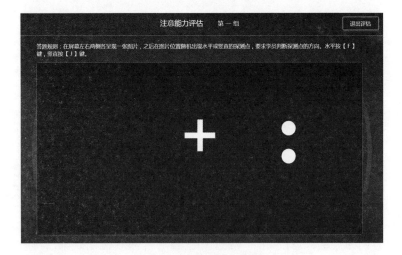

图5-15 竖直探测点判断

无法通过本次测评，需要点击"重新测评"按钮，重新作答，直至正确率大于80%。学员也可以先点击"前往教学"按钮，重新学习答题规则。

满足测评通过条件后，点击"继续测评"按钮，可以进行下一项测试；点击"前往教学"按钮，可以进入教学模式学习下个评估的规则。

（8）第七个评估项——奖赏功能评估

① 点击"开始评估"按钮，开始奖赏功能评估，答题规则参见图 5-16。

② 本项评估共需完成 5 组，每组包括 20 次选择，每次选择时间为 6 s。

③ 评估过程中点击右上角"退出评估"按钮后，退出本次评估，下次继续评估需要重新作答该评估项。

④ 操作实例：

点击"开始评估"按钮，开始评估。

屏幕中央出现 ABCD 四张牌，请用鼠标随意点击一张牌（图 5-16）。

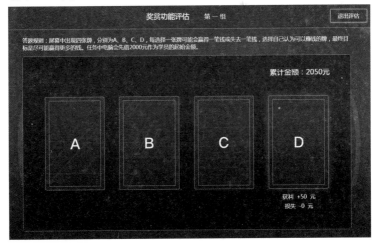

图 5-16　奖赏功能评估

本次点击获利 50 元，损失 0 元。累计金额加 50 元变为 2050 元。每次选择时间为 6 s。

当学员当前评估作答率不足 80% 时，无法通过本次测评，需要点击"重新测评"按钮，重新作答，直至作答率大于 80%。学员也可以先点击"前往教学"按钮，重新学习答题规则。

当学员当前评估作答率超过 80% 时，通过本次测评。

三、体适能测试系统使用方法

（一）体适能测试系统数据采集装置介绍

体适能测试系统数据采集装置如图 5-17 所示。

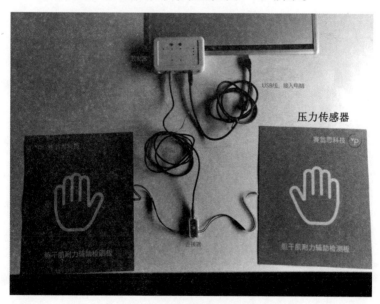

图 5-17　体适能测试系统数据采集装置

（二）体适能测试系统数据采集装置使用方法

（1）躯干屈肌耐力测试

步骤1：学员就位并双手撑地，传感器当前状态为压下（图5-18，实际测试中白色A4纸位置上为压力传感器）。

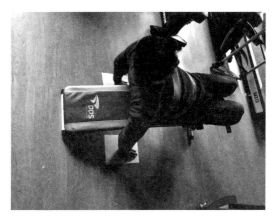

图5-18　躯干屈肌耐力测试开始

步骤2：学员双手抱胸，传感器当前状态为空，开始测试计时（图5-19）。

步骤3：学员体力不支，向后倒下，双手重新撑地，传感器状态为压下，计时结束。

（2）躯干伸肌耐力测试

步骤1：学员就位，双手撑地（图5-20）。

步骤2：学员双手抱胸，传感器当前状态为空，开始测试计时（图5-21）。

步骤3：学员体力不支，双手重新撑地，传感器状态为压下，计时结束。

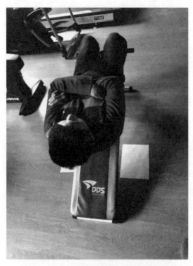

图 5-19　躯干屈肌耐力测试中

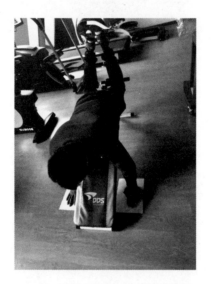

图 5-20　躯干伸肌耐力测试开始

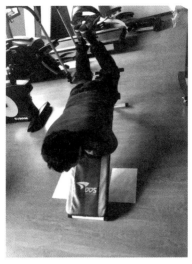

图 5-21　躯干伸肌耐力测试中

四、系统管理员端使用方法

（一）登录首页

打开 Google Chrome 浏览器，输入对应网址，也可直接点击桌面快捷方式进行登录。

输入对应账号、密码，点击"登录"按钮（图 5-22）。

（二）监控管理

① 点击左侧菜单栏中"监控管理"，该页面显示学员基本信息以及目前停留的页面（图 5-23）。

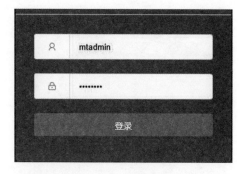

图 5-22 登录页面

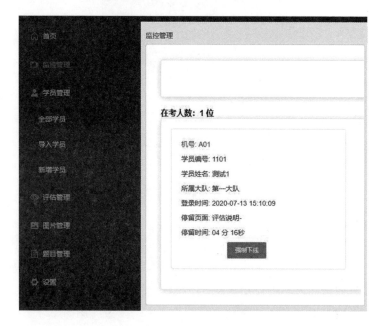

图 5-23 监控管理

② 该页面提供学员查询功能，查询条件包含学员编号、学员姓名、所属大队以及停留页面，所有条件均为模糊查询。

③ 提供强制剔除学员操作（图5-24）。

点击某个学员信息框中的"强制下线"按钮，弹出提示信息框，点击"确定"按钮，可以强制剔除该学员。

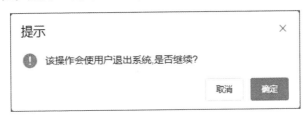

图5-24 强制剔除

（三）学员管理

① 该模块分3个小模块：全部学员、导入学员和新增学员。

② 全部学员页面可以对系统内的学员进行查询、编辑、删除的操作（图5-25）。

点击学员后面的"详情"按钮，可以查看学员的基本信息（图5-26）。

在全部学员页面可以对学员相关信息进行修改（ID、编号、姓名、大队不可更改），修改完成后，点击"保存"按钮即可。

点击"删除"按钮可以删除该学员（删除功能只有在该学员未在线时才能使用）。

在全部学员页面中，可以勾选多个学员或者点击下方的"全选"按钮，进行多人删除操作。

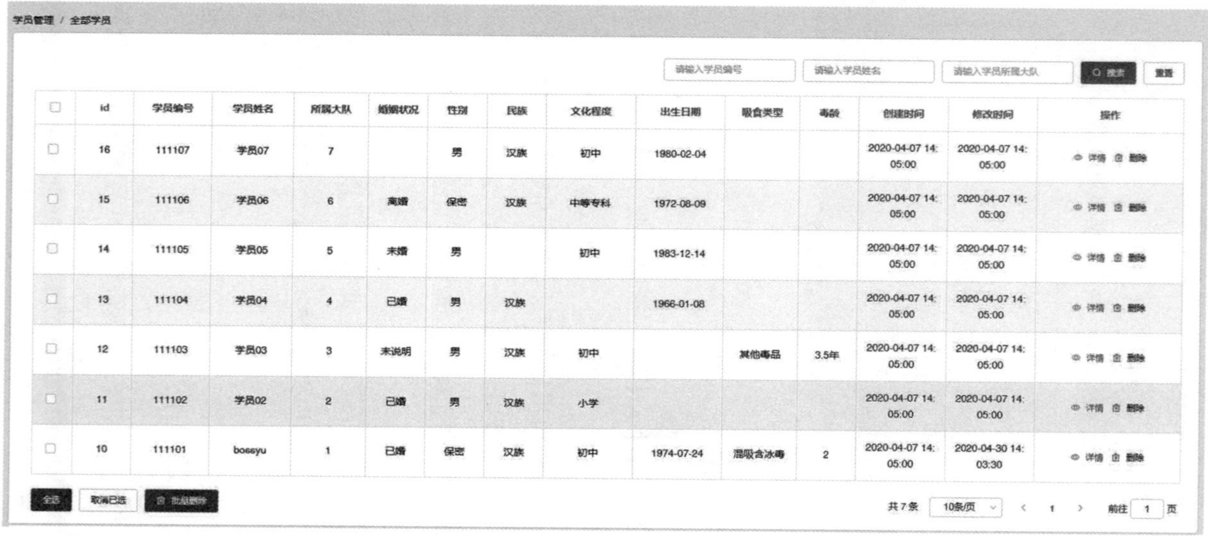

学员管理 / 全部学员

id	学员编号	学员姓名	所在大队	婚姻状况	性别	民族	文化程度	出生日期	服吸毒类型	毒龄	创建时间	修改时间	操作
16	111107	学员07	7		男	汉族	初中	1960-02-04			2020-04-07 14:05:00	2020-04-07 14:05:00	详情 删除
15	111106	学员06	6	离婚	保密	汉族	中专专科	1972-08-09			2020-04-07 14:05:00	2020-04-07 14:05:00	详情 删除
14	111105	学员05	5	未婚	男		初中	1983-12-14			2020-04-07 14:05:00	2020-04-07 14:05:00	详情 删除
13	111104	学员04	4	已婚	男	汉族		1966-01-08			2020-04-07 14:05:00	2020-04-07 14:05:00	详情 删除
12	111103	学员03	3	未婚	男	汉族	初中				2020-04-07 14:05:00	2020-04-07 14:05:00	详情 删除
11	111102	学员02	2	已婚	男	汉族	小学		其他毒品	3.5年	2020-04-07 14:05:00	2020-04-07 14:05:00	详情 删除
10	111101	bossyu	1	已婚	保密	汉族	初中	1974-07-24	海吸冰海	2	2020-04-07 14:05:00	2020-04-30 03:30	详情 删除

共 7 条   10条/页   1 页

图5-25　全部学员页面

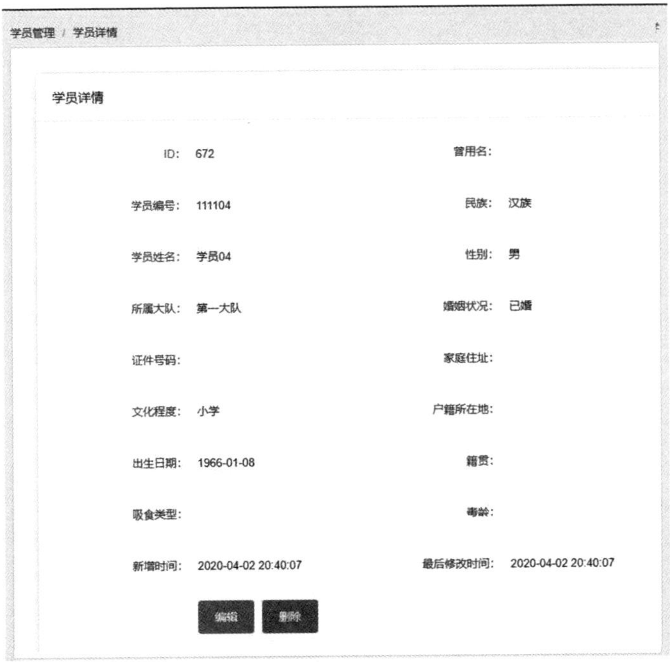

图 5-26 学员详情

③ 导入学员页面提供多学员批量导入功能（图 5-27、图 5-28）。

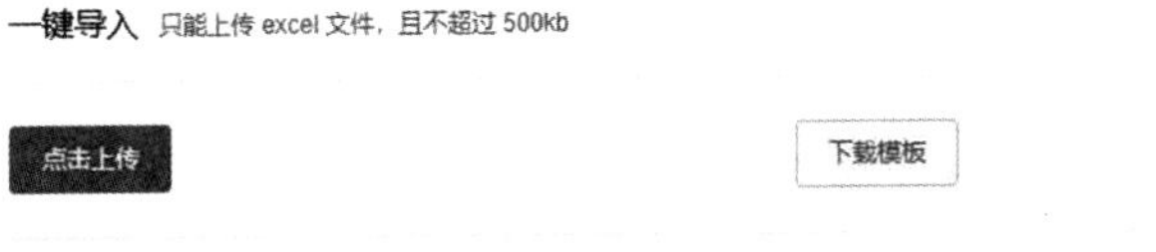

图 5-27 批量导入学员页面

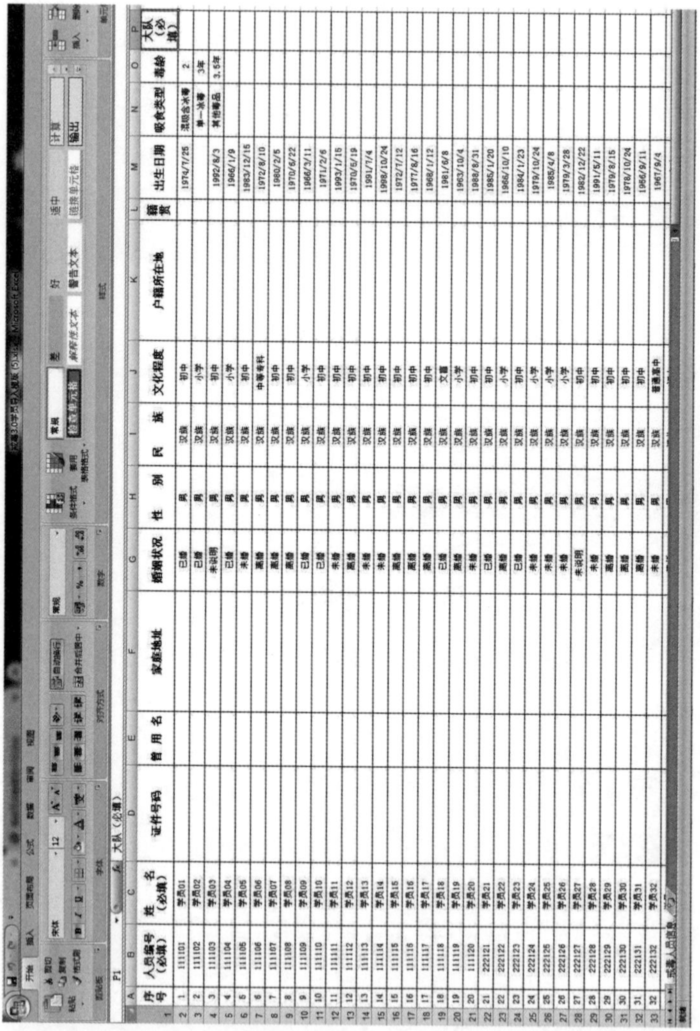

序号	人员编号（必填）	姓名（必填）	证件号码	曾用名	家庭地址	婚姻状况	性别	民族	文化程度	户籍所在地	籍贯	出生日期	吸食类型	毒龄	大队（必填）
1	111101	学员01				已婚	男	汉族	初中			1974/7/25	混吸含冰毒	2	
2	111102	学员02				已婚	男	汉族	小学				单一冰毒	3年	
3	111103	学员03				未说明	男	汉族	初中			1992/8/3	其他毒品	3.5年	
4	111104	学员04				已婚	男	汉族	小学			1966/1/9			
5	111105	学员05				未婚	男	汉族	初中			1983/12/15			
6	111106	学员06				离婚	男	汉族	中等专科			1972/8/10			
7	111107	学员07				离婚	男	汉族	初中			1980/2/5			
8	111108	学员08				离婚	男	汉族	初中			1970/6/22			
9	111109	学员09				已婚	男	汉族	小学			1966/3/11			
10	111110	学员10				已婚	男	汉族	初中			1971/2/6			
11	111111	学员11				未婚	男	汉族	初中			1993/1/15			
12	111112	学员12				离婚	男	汉族	初中			1970/5/19			
13	111113	学员13				未婚	男	汉族	初中			1991/7/4			
14	111114	学员14				未婚	男	汉族	初中			1998/10/24			
15	111115	学员15				离婚	男	汉族	初中			1972/7/12			
16	111116	学员16				离婚	男	汉族	初中			1977/8/16			
17	111117	学员17				离婚	男	汉族	初中			1968/1/12			
18	111118	学员18				已婚	男	汉族	文盲			1981/6/8			
19	111119	学员19				离婚	男	汉族	小学			1963/10/4			
20	111120	学员20				未婚	男	汉族	初中			1988/8/31			
21	222121	学员21				已婚	男	汉族	初中			1985/1/20			
22	222122	学员22				离婚	男	汉族	小学			1966/10/10			
23	222123	学员23				已婚	男	汉族	初中			1984/1/23			
24	222124	学员24				未婚	男	汉族	小学			1979/10/24			
25	222125	学员25				未婚	男	汉族	小学			1985/4/8			
26	222126	学员26				未婚	男	汉族	小学			1979/3/28			
27	222127	学员27				未说明	男	汉族	初中			1982/12/22			
28	222128	学员28				未婚	男	汉族	初中			1991/5/11			
29	222129	学员29				离婚	男	汉族	初中			1979/8/15			
30	222130	学员30				离婚	男	汉族	初中			1978/10/24			
31	222131	学员31				离婚	男	汉族	初中			1956/9/11			
32	222132	学员32				未婚	男	汉族	普通高中			1967/9/4			

图5-28　学员信息模板

点击"下载模板"按钮，下载导入模板。打开模板修改学员信息并保存（标识必填的选项一定要填写，否则无法正常导入对应的学员）。

点击"点击上传"按钮后，点击"选择文件"按钮，选择编辑好的学员后导入文件（选中文件后，点击"打开"按钮即可），点击"导入"按钮，即可导入对应的数据。

④ 新增学员页面提供手动增加学员的功能（图5-29、图5-30）。

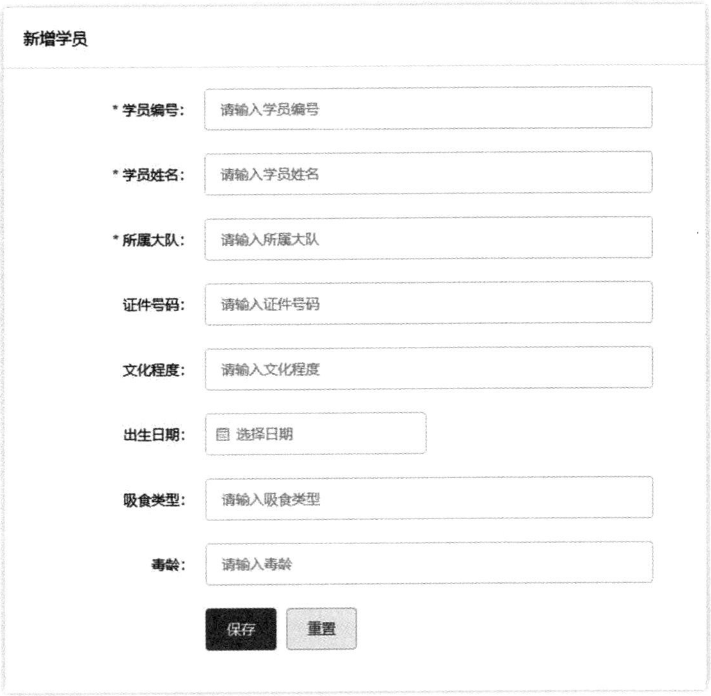

新增学员

* 学员编号：	请输入学员编号
* 学员姓名：	请输入学员姓名
* 所属大队：	请输入所属大队
证件号码：	请输入证件号码
文化程度：	请输入文化程度
出生日期：	选择日期
吸食类型：	请输入吸食类型
毒龄：	请输入毒龄

保存 重置

图5-29 新增学员页面（一）

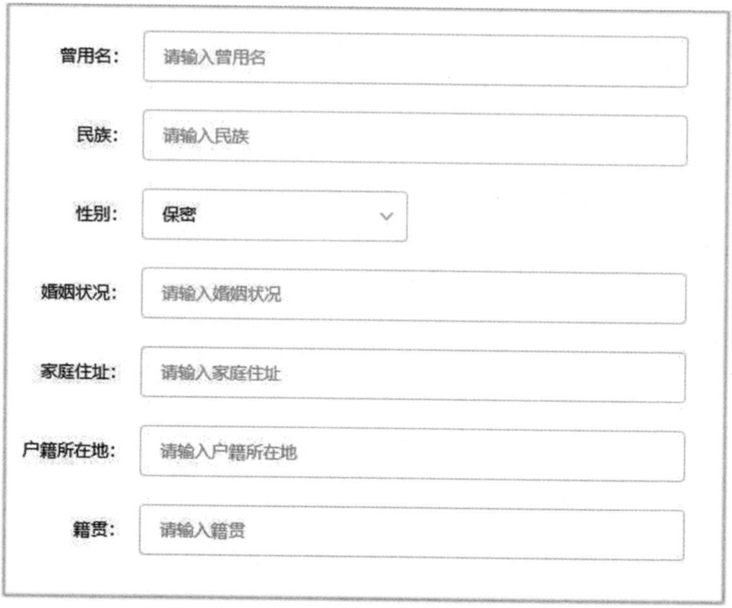

曾用名：	请输入曾用名
民族：	请输入民族
性别：	保密 ∨
婚姻状况：	请输入婚姻状况
家庭住址：	请输入家庭住址
户籍所在地：	请输入户籍所在地
籍贯：	请输入籍贯

图 5-30　新增学员页面（二）

带＊的项为必填项，其他选填，完成后，点击"保存"按钮即可。

（四）评估管理

① 评估管理模块包括评估列表和导入评估两个小模块。

② 在评估管理评估列表页面可以对学员的评估进行查询、编辑、删除的操作（图 5-31）。

点击＞按钮，下拉展开该条记录中各项的得分。

点击学员后面的"详情"按钮，可以查看该评估记录的详细信息（图 5-32）。

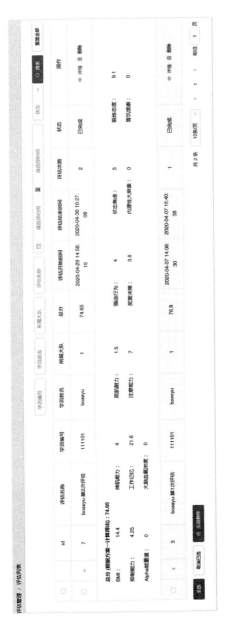

图5-31　评估列表页面

评估信息

评估ID: 43	总分（采用方案一）: 0（进行中）
评估名称: bossyu-第3次评估	评估等级:
开始时间: 2020-04-03 16:15:04	评估状态: 进行中
结束时间:	

学员信息

学员ID: 475	学员编号: 10001
学员姓名: bossyu	所属大队: 1
性别: 保密	

图 5-32　评估详情

在原始数据页面，可以对相关记录编辑保存（图 5-33）。

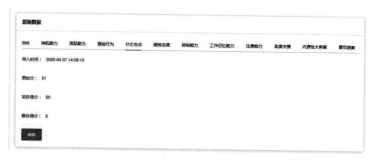

图 5-33　原始数据页面（一）

体适能测试数据未导入时，可以在原始数据页面（图 5-34）点击"前去导入"按钮，跳转到导入页面。

评估管理列表中，可以点击后面的"删除"按钮，删除

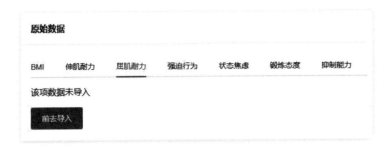

图 5-34　原始数据页面（二）

该评估记录。或者勾选一条或多条记录，点击"批量删除"按钮，进行批量删除。

③ 导入评估页面提供评估记录批量导入功能（图 5-35）。

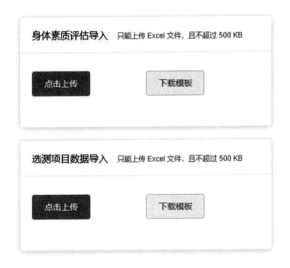

图 5-35　数据导入

点击数据导入中的"下载模板"按钮后，下载对应数据的导入模板。打开模板修改相关信息并保存。

点击"点击上传"按钮后，点击"选择文件"按钮，选择编辑好的数据后导入文件（选中文件后，点击打开即可），点击"导入"按钮，即可导入对应的数据。

（五）图片管理

① 该模块包括中性图片（图5-36）和药性图片两个小模块。
② 两个模块的功能一样，用于查询、删除、上传对应的图片。

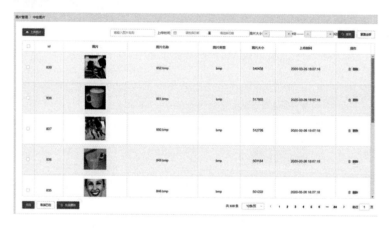

图5-36 中性图片页面

列表中，点击后面的"删除"按钮，可以删除该照片。或者勾选一条或多条图片，点击"批量删除"按钮，进行批量删除。

点击"上传图片"按钮，出现"上传图片"弹窗，点击弹窗中"+"方框，选择对应的图片，点击打开，点击"上传"按钮，可以上传图片（图5-37）。

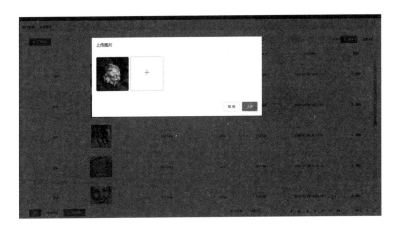

图 5-37 上传图片

（六）题目管理

① 题目管理模块包括强迫行为量表、状态焦虑量表、锻炼态度量表和批量导入四个小模块（图 5-38）。

② 强迫行为量表、状态焦虑量表、锻炼态度量表三个模块的功能一致，分别对对应的题目进行查询、编辑、删除和新增管理。

点击题目管理页面的"编辑"按钮，对对应的题目进行编辑操作，带 * 标识为必填，编辑完成后，点击"保存"按钮即可（图 5-39）。

题目管理列表中，点击后面的"删除"按钮，删除该题目。或者勾选一条或多条题目，点击"批量删除"按钮，批量删除。

点击页面左上角"新增题目"按钮，新增题目，带 * 标识为必填，编辑完成后，点击"保存"按钮即可。

图5-38　行为量表页面

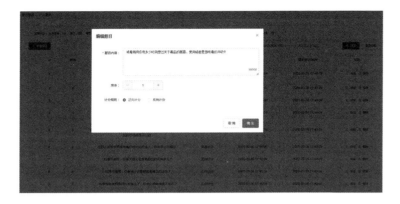

图 5-39 题目编辑

③ 批量导入提供对应量表题目的批量导入功能，导入时要选择对应的模板上传（图 5-40）。

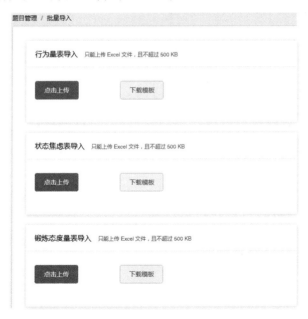

图 5-40 题目导入

点击对应量表导入中"下载模板"按钮，下载对应数据的导入模板。打开模板，修改相关信息并保存。

点击"点击上传"按钮后，点击"选择文件"按钮，选择编辑好的题目导入文件（选中文件后，点击"打开"按钮即可），点击"导入"按钮，即可导入对应量表的题目。

（七）设置

① 设置模块包括数据库备份和系统设置两个小模块，只能在服务端操作此项功能。

② 数据库备份页面提供数据库备份和备份导入功能（图5-41）。

在数据库备份页面，点击"立即备份"按钮，自动备份数据库到对应文件位置。点击"点击导入"按钮，选择对应的备份文件，点击"确定"按钮，可以导入备份。

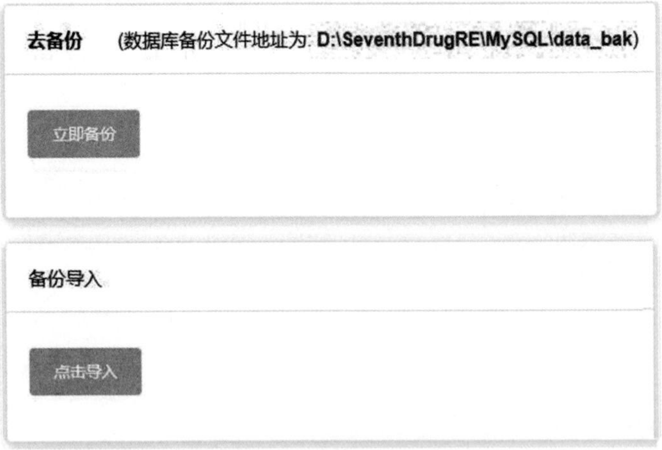

去备份 (数据库备份文件地址为: **D:\SeventhDrugRE\MySQL\data_bak**)

立即备份

备份导入

点击导入

图 5-41　数据库备份页面

参考文献

［1］ Athanasiou A, Klados M A, Styliadis C, et al.Investigating the role of Alpha and Beta rhythms in functional motor networks［J］.Neuroscience,2018,378:54-70.

［2］ Baler R D, Volkow N D.Drug addiction:the neurobiology of disrupted self-control［J］.Trends in molecular medicine, 2006,12(12):559-566.

［3］ Brown R A, Abrantes A M, Read J P, et al.Aerobic exercise for alcohol recovery:rationale, program description, and preliminary findings［J］.Behavior modification, 2009, 33 (2):220-249.

［4］ Brown R A, Abrantes A M, Read J P, et al.A pilot study of aerobic exercise as an adjunctive treatment for drug dependence［J］.Mental health and physical activity,2010,3(1): 27-34.

［5］ Bu L, Qi L, Yan W, et al.Acute kick-boxing exercise alters effective connectivity in the brain of females with methamphetamine dependencies［J］.Neuroscience letters, 2020, 720:134780.

［6］ Cabral D A, Tavares V D, da Costa K G, et al.The benefits of high intensity exercise on the brain of a drug abuser［J］.

Global journal health science,2018,10:123-135.

[7] Collingwood T R,Reynolds R,Kohl H W,et al.Physical fitness effects on substance abuse risk factors and use patterns [J].Journal of drug education,1991,21(1):73-84.

[8] Connolly C G,Foxe J J,Nierenberg J,et al.The neurobiology of cognitive control in successful cocaine abstinence[J]. Drug and alcohol dependence,2012,121(1/2):45-53.

[9] Dolezal B A,Chudzynski J,Storer T W,et al.Eight weeks of exercise training improves fitness measures in methamphetamine-dependent individuals in residential treatment [J].Journal of addiction medicine,2013,7(2):122.

[10] Ellingsen M M,Johannesen S L,Martinsen E W,et al. Effects of acute exercise on drug craving,self-esteem, mood and affect in adults with poly-substance dependence:feasibility and preliminary findings[J].Drug and alcohol review,2018,37(6):789-793.

[11] Field M,Cox W M.Attentional bias in addictive behaviors:a review of its development, causes, and consequences[J].Drug and alcohol dependence, 2008,97(1/2):1-20.

[12] Foley T E,Fleshner M.Neuroplasticity of dopamine circuits after exercise:implications for central fatigue[J]. Neuromolecular medicine,2008,10(2):67-80.

[13] Fredrickson B L.The role of positive emotions in positive psychology:the broaden-and-build theory of positive emotions[J].American psychologist,2001,56(3):218.

[14] Goldstein R Z, Volkow N D. Dysfunction of the prefrontal cortex in addiction: neuroimaging findings and clinical implications [J]. Nature reviews neuroscience, 2011, 12 (11): 652-669.

[15] Grandjean da C K, Soares R V, Quirino A da S W, et al. Drug abusers have impaired cerebral oxygenation and cognition during exercise [J]. PLoS one, 2017, 12 (11): e0188030.

[16] Haasova M, Warren F C, Ussher M, et al. The acute effects of physical activity on cigarette cravings: systematic review and meta-analysis with individual participant data [J]. Addiction, 2013, 108(1): 26-37.

[17] Li D X, Zhuang X Y, Zhang Y P, et al. Effects of Tai Chi on the protracted abstinence syndrome: a time trial analysis [J]. The American journal of Chinese medicine, 2013, 41(1): 43-57.

[18] Li M, Chen K, Mo Z. Use of Qigong therapy in the detoxification of heroin addicts [J]. Alternative therapies in health and medicine, 2002, 8(1): 50-59.

[19] Lundvall S. Physical literacy in the field of physical education: a challenge and a possibility [J]. Journal of sport and health science, 2015, 4(2): 113-118.

[20] Lynch W J, Peterson A B, Sanchez V, et al. Exercise as a novel treatment for drug addiction: a neurobiological and stage-dependent hypothesis [J]. Neuroscience and biobehavioral reviews, 2013, 37(8): 1622-1644.

[21] Meijer O C, de Kloet E R. Corticosterone suppresses the expression of 5-HT1A receptor mRNA in rat dentate gyrus [J]. European journal of pharmacology: molecular pharmacology, 1994, 266(3): 255-261.

[22] Park M, Levine H, Toborek M. Exercise protects against methamphetamine-induced aberrant neurogenesis[J]. Scientific reports, 2016, 6(1): 1-14.

[23] Robison L S, Swenson S, Hamilton J, et al. Exercise reduces dopamine D1R and increases D2R in rats: implications for addiction[J]. Medicine and science in sports and exercise, 2018, 50(8): 1596-1602.

[24] Robinson T E, Berridge K C. The neural basis of drug craving: an incentive-sensitization theory of addiction[J]. Brain research reviews, 1993, 18(3): 247-291.

[25] Shahroodi A, Mohammadi F, Vafaei A A, et al. Impact of different intensities of forced exercise on deficits of spatial and aversive memory, anxiety-like behavior, and hippocampal BDNF during morphine abstinence period in male rats[J]. Metabolic brain disease, 2020, 35(1): 135-147.

[26] Smelson D, Chen K W, Ziedonis D, et al. A pilot study of Qigong for reducing cocaine craving early in recovery[J]. The journal of alternative and complementary medicine, 2013, 19(2): 97-101.

[27] Smith M A, Fronk G E, Abel J M, et al. Resistance exercise decreases heroin self-administration and alters gene expression in the nucleus accumbens of heroin-exposed rats

[J].Psychopharmacology,2018,235(4):1245-1255.

[28] Taylor A H,Oh H,Cullen S.Acute effect of exercise on alcohol urges and attentional bias towards alcohol related images in high alcohol consumers[J].Mental health and physical activity,2013,6(3):220-226.

[29] Rensburg K J,Taylor A,Hodgson T,et al.Acute exercise modulates cigarette cravings and brain activation in response to smoking-related images:an fMRI study[J].Psychopharmacology,2009,203(3):589.

[30] Wang D,Zhou C,Zhao M,et al.Dose-response relationships between exercise intensity,cravings,and inhibitory control in methamphetamine dependence:an ERPs study [J].Drug and alcohol dependence,2016,161:331-339.

[31] Wang H,Chen Y,Li X W,et al.Moderate-intensity aerobic exercise restores appetite and prefrontal brain activity to images of food among persons dependent on methamphetamine:a functional near-infrared spectroscopy study[J]. Frontiers in human neuroscience,2019,13:400.

[32] Wiers R W,Bartholow B D,Wildenberg E,et al.Automatic and controlled processes and the development of addictive behaviors in adolescents:a review and a model[J]. Pharmacology biochemistry and behavior,2007,86(2): 263-283.

[33] Zhuang S M,An S H,Zhao Y.Yoga effects on mood and quality of life in Chinese women undergoing heroin detoxification:a randomized controlled trial[J].Nursing re-

search,2013,62(4):260-268.

[34] 段丽梅,戴国斌.基于"全人"生命教育视角的体育教育逻辑起点新论[J].体育科学,2015,35(6):78-82.

[35] 李耀东,陈志.去甲肾上腺素对大白鼠血浆中皮质酮的调节[J].青海医学院学报,2000,21(3):12-13.

[36] 龙桂芳,符军,郭青,等.强制隔离戒毒人员社会救助研究[J].中国司法,2016(2):82-84.

[37] 薛香莉,刘微娜,漆正堂,等.基于"脑-肠互动"理论探究脑肠肽在运动抗抑郁中的作用机制[J].体育科学,2019(12):9.

[38] 余虹.浅谈体育运动对心理健康的促进作用[J].现代医院,2005,5(7):129-131.

[39] 朱杰,曹国芬,党永辉,等.药物成瘾相关的神经结构可塑性改变[J].生理科学进展,2011(6):413-418.

附　录

心理状态测试及评分说明

心理状态水平通过量表进行测评，包含三个项目：强迫行为量表、状态焦虑量表及锻炼态度量表。

强迫行为量表

量表简介

强迫行为量表考察戒毒人员对毒品的渴求程度，该量表为自评量表，共12个条目。

操作说明

测评人员需要告知并监督戒毒人员根据自己的真实情况回答量表中的所有问题。若戒毒人员对题目有疑问，测评人员需及时向其解释说明。

指导语

根据自己的真实情况作答即可。

题目	从来没有	很少	有时	经常	总是
1 戒毒期间你有多少时间想过关于毒品的画面、有使用或者是想吸食毒品的冲动？	☐	☐	☐	☐	☐
2 在这些想法当中毒品会出现多少次？	☐	☐	☐	☐	☐
3 那些与毒品相关的想法多大程度上影响了你的正常生活和工作？	☐	☐	☐	☐	☐
4 那些与毒品相关的想法给你带来了多大的苦恼或是困扰？	☐	☐	☐	☐	☐
5 为了抑制自己对毒品相关的想法或者是转移自己对毒品的思念，你做了多少努力？（不管最后有没有成功控制住自己的念想，只要你尝试控制这些想法都是可以的）	☐	☐	☐	☐	☐
6 在阻止或转移那些与毒品相关的想法上，你有多少次成功？	☐	☐	☐	☐	☐
7 如果不使用，你每天想去吸食毒品的时间有多久？	☐	☐	☐	☐	☐
8 如果不使用，你有多少次想要吸食毒品的冲动？	☐	☐	☐	☐	☐
9 如果你在使用毒品时被禁止了，你会变得焦虑或不安吗？	☐	☐	☐	☐	☐
10 你做了多少努力来抵制毒品的使用？	☐	☐	☐	☐	☐

续表

题目	从来没有	很少	有时	经常	总是
11 上个星期，你对吸食毒品的愿望有多强烈？	☐	☐	☐	☐	☐
12 你控制了你想要吸食毒品的欲望吗？	☐	☐	☐	☐	☐

记分细则

量表采用五点计分法，题目 1、2、3、4、7、8、9、11 正向记分，即选择从来没有得 1 分，很少得 2 分，有时得 3 分，经常得 4 分，总是得 5 分。题目 5、6、10、12 反向记分，即选择从来没有得 5 分，很少得 4 分，有时得 3 分，经常得 2 分，总是得 1 分。所有题目得分之和为量表总分，分数越高说明戒毒人员对毒品的渴求程度越强烈，控制能力越差。

状态焦虑量表

量表简介

采用状态焦虑量表测量其情绪状态，该量表为自评量表，由 20 项描述题组成，主要用于反映短暂性的、不愉快的情绪体验，如恐惧、紧张、忧虑和神经质的体验和感受。

操作说明

测评人员需要告知并监督戒毒人员根据自己的真实情况回答量表中的所有问题。若戒毒人员对题目有疑问，测评人员需及时向其解释说明。

指导语

下面列出的是一些人们常常用来描述自己的陈述，请阅读每一个陈述，然后选择适当的选项来表示你现在最恰当的感

觉。没有对或错的回答，不要对任何一个陈述花太多的时间去
考虑，但所给的回答应该是你现在最恰当的感觉。

题目	完全没有	有些	中等程度	非常明显
1 我感到心情平静	☐	☐	☐	☐
2 我感到安全	☐	☐	☐	☐
3 我是紧张的	☐	☐	☐	☐
4 我感到紧张束缚	☐	☐	☐	☐
5 我感到安逸	☐	☐	☐	☐
6 我感到烦乱	☐	☐	☐	☐
7 我现在正烦恼，感到这种烦恼超过了可能的不幸	☐	☐	☐	☐
8 我感到满意	☐	☐	☐	☐
9 我感到害怕	☐	☐	☐	☐
10 我感到舒适	☐	☐	☐	☐
11 我有自信心	☐	☐	☐	☐
12 我觉得神经过敏	☐	☐	☐	☐
13 我极度紧张不安	☐	☐	☐	☐
14 我优柔寡断	☐	☐	☐	☐
15 我是轻松的	☐	☐	☐	☐
16 我感到心满意足	☐	☐	☐	☐
17 我是烦恼的	☐	☐	☐	☐
18 我感到慌乱	☐	☐	☐	☐
19 我感到镇定	☐	☐	☐	☐
20 我感到愉快	☐	☐	☐	☐

记分细则

量表采用四点计分法，题目 3、4、6、7、9、12、13、14、17、18 正向记分，即选择完全没有得 1 分，有些得 2 分，中等程度得 3 分，非常明显得 4 分；题目 1、2、5、8、10、11、15、16、19、20 反向计分，即选择完全没有得 4 分，有些得 3 分，中等程度得 2 分，非常明显得 1 分。

所有题目得分之和为量表总分，量表总分得分越高，反映了戒毒人员该方面的焦虑水平越高。

锻炼态度量表

量表简介

测量戒毒人员对体育锻炼的态度，该量表为自评量表，共 27 个题目，分为 3 个维度，即行为认知、行为习惯和情感体验。

操作说明

测评人员需要告知并监督戒毒人员根据自己的真实情况回答量表中的所有问题。若戒毒人员对题目有疑问，测评人员需及时向其解释说明。

指导语

下面会出现一些平时对于体育锻炼的陈述，请根据自己的实际情况，勾选最符合的一项。选项没有对或错之分。

题目	完全不符合	不符合	说不清	符合	完全符合
1 锻炼可以舒缓焦虑、烦躁的情绪	☐	☐	☐	☐	☐
2 我有锻炼的习惯	☐	☐	☐	☐	☐
3 锻炼使我感到心情舒畅	☐	☐	☐	☐	☐
4 锻炼可以使人得到宣泄	☐	☐	☐	☐	☐

续表

题目	完全不符合	不符合	说不清	符合	完全符合
5 我总是自觉地进行锻炼	☐	☐	☐	☐	☐
6 在锻炼中我感到十分放松	☐	☐	☐	☐	☐
7 锻炼可增强人的意志	☐	☐	☐	☐	☐
8 锻炼在我的生活中是不可缺少的	☐	☐	☐	☐	☐
9 我因锻炼而自豪	☐	☐	☐	☐	☐
10 锻炼于己、于家、于国都是有益的	☐	☐	☐	☐	☐
11 在锻炼中，无论做什么动作我都轻松自如	☐	☐	☐	☐	☐
12 我总能找到锻炼的乐趣	☐	☐	☐	☐	☐
13 我认为锻炼越来越被人所接受	☐	☐	☐	☐	☐
14 我不习惯没有锻炼的生活	☐	☐	☐	☐	☐
15 每次锻炼我都能有新的体验与感受	☐	☐	☐	☐	☐
16 提倡"运动戒毒"是明智之举	☐	☐	☐	☐	☐
17 锻炼是我的一个爱好	☐	☐	☐	☐	☐
18 我满足于锻炼所带来的快乐	☐	☐	☐	☐	☐
19 我赞成人人参与锻炼	☐	☐	☐	☐	☐
20 我喜欢参与锻炼活动	☐	☐	☐	☐	☐
21 在锻炼中我可以找回自己	☐	☐	☐	☐	☐
22 在闲暇时间，我尽可能多地参与锻炼	☐	☐	☐	☐	☐
23 看到有人锻炼，我也想锻炼	☐	☐	☐	☐	☐
24 一说要锻炼我就感到很兴奋	☐	☐	☐	☐	☐
25 我认为进行锻炼符合我的身份	☐	☐	☐	☐	☐
26 我觉得进行锻炼很容易	☐	☐	☐	☐	☐
27 我认为锻炼是我应做的事情	☐	☐	☐	☐	☐

记分细则

每道题目选择完全不符合得 1 分，不符合得 2 分，说不清得 3 分，符合得 4 分，完全符合得 5 分。所有题目得分之和为量表总分。

运动戒毒康复测评知情同意书

如果您同意参加运动戒毒康复治疗的测评，请仔细阅读以下内容，如有任何疑问，请咨询测评人员。

测评介绍：

本次测评主要包括身体素质、心理状态、认知功能、奖赏功能、激素水平和脑电/血氧水平六个维度的测试。测试过程无痛、无创，对身体没有任何伤害。

您将参与以下几项任务：

1 三项问卷测试（必测）

2 四项体质测试（必测）

3 四项电脑按键任务（必测）

4 采血 5 毫升（选测）

5 实物暴露测试，佩戴脑电设备（选测）

6 实物暴露测试，佩戴近红外设备（选测）

测评人员声明：

我已告知戒毒人员将要进行的测评内容和测试任务。这项测评不会给参与人员的身体带来任何不良影响。

测评人员姓名：_____ 签名日期_____年_____月_____日

戒毒人员声明：

我声明我已经被告知本次测评的目的和过程，并仔细阅读了本知情同意书，自愿参加测评，我理解接下来需要配合完成的测试。

戒毒人员姓名：_____　签名日期_____年_____月_____日

后 记

　　自 2017 年得到国家社会科学基金重大项目资金资助以来，我们课题组在多方支持下，通过社会调研、实证研究、数据建模等多种技术手段，探讨了有氧运动对药物依赖者康复的积极效应，建立了运动剂量与运动效果之间的变量关系，最终形成了《强制隔离戒毒人员运动戒毒康复评价标准》（后简称《标准》）。而本书的撰写则是为实践、应用《标准》提供基本的理论知识和具体的操作指导，是对理论研究应用于社会服务的重要探索。

　　《标准》的建立基于大量的数据采集和实证分析，博士研究生赵琦、陈一凡、李夏雯、刘佳宁、姬庆春等，以及硕士研究生周宇、王家宽等所做工作为本书第二章和第三章提供了宝贵的数据。本书是在此基础上，由本课题组陈一凡、陆颖之撰写第一章，赵琦和周成林撰写第二章，陈一凡、王莹莹撰写第三章，李夏雯、赵祁伟撰写第四章；由杭州赛翁思科技有限公司于中天撰写第五章；最终由周成林和陆颖之统稿。在此要感谢课题组成员及其他相关人员不舍昼夜的努力。

　　同时，本书稿的完成也离不开合作单位的鼎立支持，谨此表示衷心的感谢。感谢浙江省戒毒管理局、浙江省十里坪强制隔离戒毒所、浙江省莫干山女子强制隔离戒毒所在实验研究和标准制订过程中给予的大力支持和协助，感谢杭州赛翁思科技有限公司将研究成果转向实践应用。感谢东北大学出版社孟颖、郎坤和其他人员为本书稿出版付出的辛苦劳动。千言万语汇成一句话——感谢！

最终，希望本书的出版能为运动戒毒事业的发展注入新的活力！

著　者

2020 年 6 月